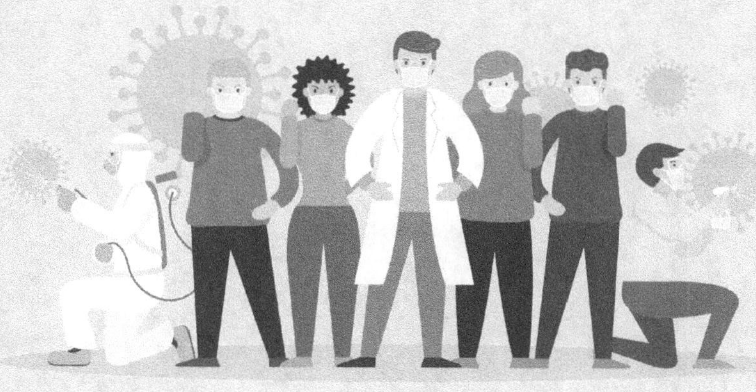

गृहलक्ष्मी

कोविड से जुड़े सच और झूठ

गृहलक्ष्मी ने ठाना है, कोरोना को भगाना है

कोविड से जुड़े सच और झूठ

गृहलक्ष्मी ने ठाना है कोरोना को भगाना है

© प्रकाशकाधीन

प्रकाशक:

डायमंड पॉकेट बुक्स प्रा.लि.

X-30, ओखला इण्डस्ट्रियल एरिया, फेज-2, नई दिल्ली-110020

फोन : 011-40712200

ई-मेल : sales@dpb.in

वेबसाइट : www.diamondbook,.in

संस्करण : 2021

मुद्रक : आदर्श प्रिंटर्स, शाहदरा, दिल्ली-32

Design by: *Diwan Singh*

GREHLAKSHMI COVID RECOVERY GUIDE
by: Monika Aggarwal

विषय सूची

इस महामारी के समय बच्चे हों या बड़े, हर किसी की सुरक्षा जरूरी है। कृपया डॉक्टर के संपर्क में रहें और कोई भी उपचार अपनाने से पहले डॉक्टर से सलाह जरूर लें।

सोर्स– नेशनल सेंटर फॉर डिजीज कंट्रोल, डिपार्टमेंट ऑफ मेडिकल हेल्थ एंड फैमिली वेलफेयर, स्वास्थ्य एवं परिवार कल्याण मन्त्रालय, भारत सरकार, वर्ल्ड हेल्थ ऑर्गेनाइजेशन, जॉन हापकिंस यूनिवर्सिटी ऑफ़ मेडिसिन, यूनेस्को कोविड–19 रिस्पांस एंड रिसोर्स, यूनिसेफ

कोविड से जुड़े सवाल

अगर आप भी एक कोविड मरीज हैं या किसी ऐसे व्यक्ति को जानते हैं जो पॉजिटिव है, तो आपके लिए कोविड–19 हर जानकारी रखना बहुत जरूरी है वैसे भी भारत अब तीसरी वेव की तरफ बढ़ रहा है। ऐसे में सबकी हर संभव कोशिश होनी चाहिए सुरक्षित रहने की।

हमने कोविड से रिकवर होने के लिए या कोविड से बचाव के लिए बहुत सारी बातों को सुना है। लेकिन क्या इन बातों में कोई सच्चाई है? क्या आपको इन बातों का पालन करना चाहिए? या यह केवल खुद से बनाई गई मिथ्या है। गृहलक्ष्मी आपके लिए लेकर आया है हर सवालों का जवाब। आज गृहलक्ष्मी की इस मुहिम के अंतर्गत मोनिका अग्रवाल कुछ ऐसे तथ्यों के बारे में बात करेंगी जो आपके मन से हर प्रकार की दुविधा कम करेगी और आपको एक साफ और स्पष्ट उत्तर मिलेगा कि आपको इन बातों पर विश्वास करना चाहिए या नहीं। सबसे पहले उन सवालों के जवाब जो अक्सर बहुत से लोगों के मन में उठते हैं आइए जानते हैं–

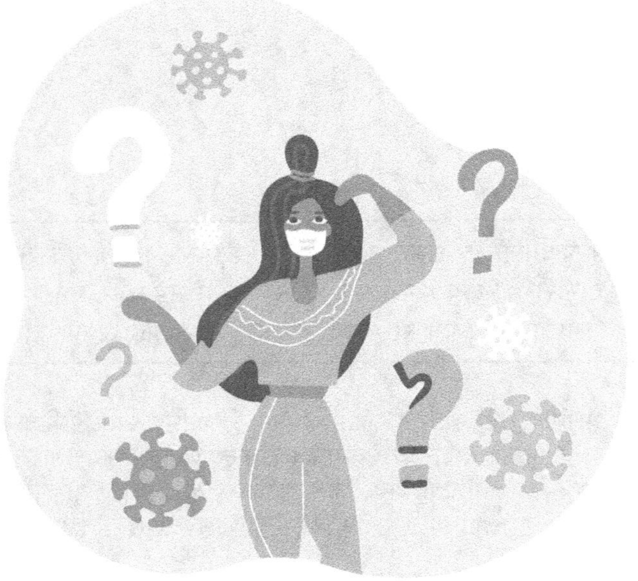

क्या हैंड ड्रायर आपको कोविड से बचाने में लाभदायक है

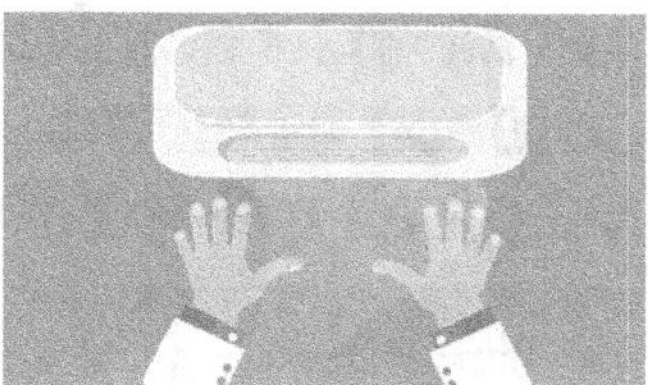

अगर आप कोविड से बचना चाहते हैं तो हैंड ड्रायर के प्रयोग पर विश्वास करना छोड़ दें और लगातार हाथ धोते रहें, सामाजिक दूरी का पालन करें।

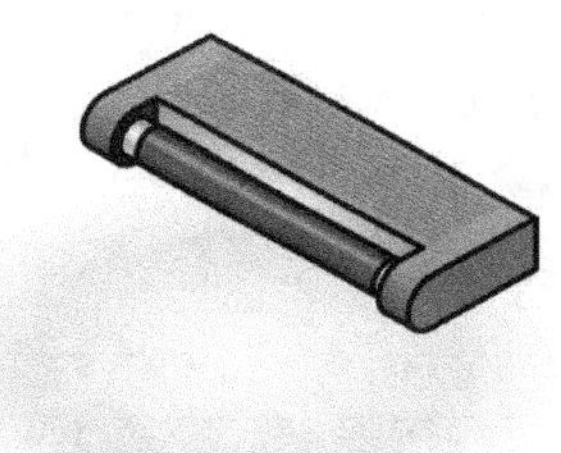

क्या अल्ट्रा वॉयलेट लैंप हाथों या स्किन को डिस इन्फेक्टेंट करने में प्रयोग करने चाहिए

यूवी रेडिएशन आपकी स्किन को इरिटेट कर सकती है और आपकी आंखों को डेमेज कर सकती है।

यह कैसे सुनिश्चित करें कि हमारे कपड़ों में कोविड नहीं है

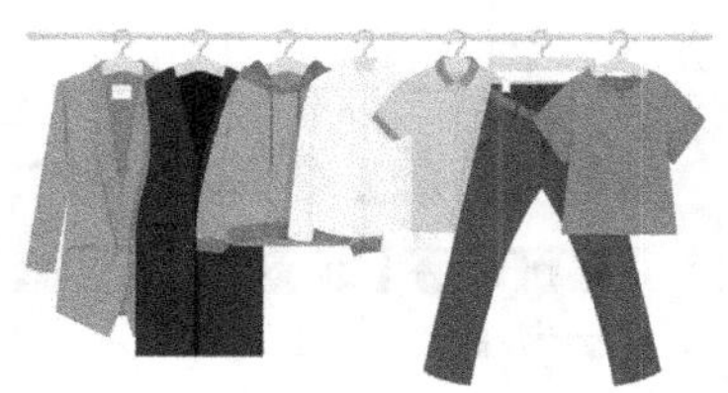

नहाने के बाद आपको अपने कपड़े किसी ब्लीच या डिस इन्फेक्टेंट का प्रयोग करने से आपके कपड़ों में वायरस नहीं टिक पायेगा।

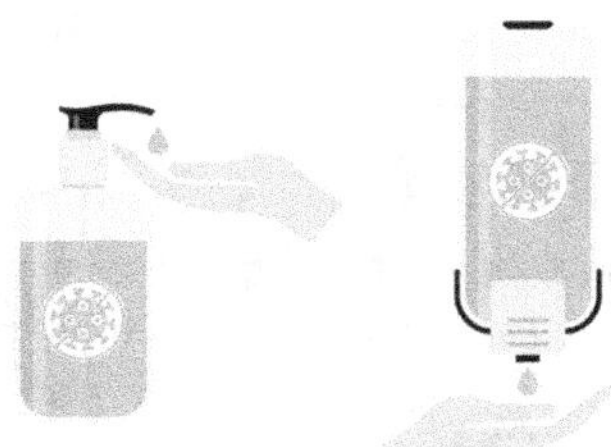

अल्कोहल आधारित सेनिटाइजर का प्रयोग हर धर्म में नहीं हो सकता है

कोई ऐसा पदार्थ जो हमारी सेहत के लिए फायदेमंद हो और चाहे उसमें बेशक अल्कोहल ही क्यों न हो, के प्रयोग को कुरान द्वारा मंजूरी दी गई है।

क्या अल्कोहल आधारित हैंडरब डब्लूएचओ की आवश्यक दवाइयों की सूची में शामिल है

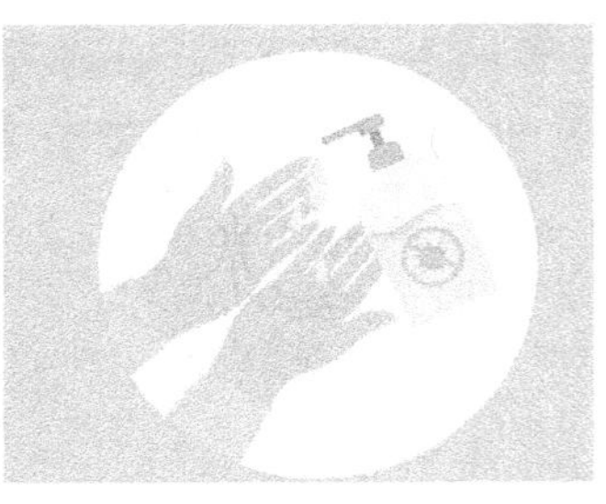

साफ हाथ आपको हेल्थ केयर वर्कर और अन्य सभी केयर गिवर को संक्रमित होने से बचाते हैं। इस बीमारी से बचने के लिए अपने हाथों को धोते रहना एक सबसे बड़ा स्टेप है।

अल्कोहल आधारित सेनिटाइजर की कितनी मात्रा ले सकते हैं

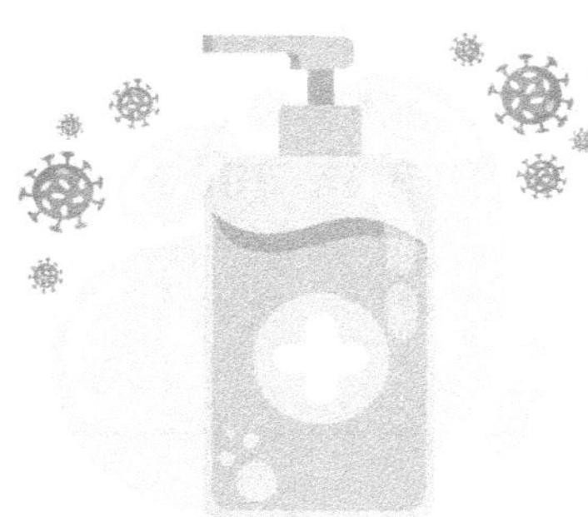

अपने हाथ में इतना सेनिटाइजर लें कि आपके हाथों के सभी भाग सेनिटाइज हो सके और सेनिटाइजर लेकर अपने हाथों पर तब तक मलें जब तक आपके हाथ सूख नहीं जाते। इसके लिए सही तकनीक का प्रयोग करना बहुत जरूरी है। यह पूरी प्रक्रिया 20 से 30 सेकंड की होनी चाहिए।

क्या कोविड संक्रमण का मतलब है कि यह जिंदगी भर होगा

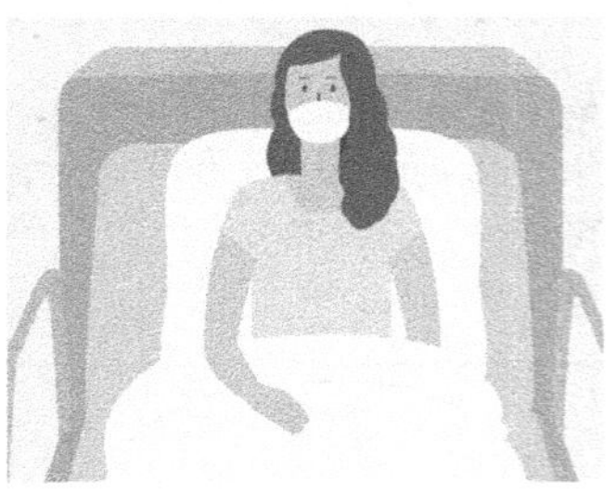

जिन लोगों को यह बीमारी होती है उनमें से अधिकतर लोग ठीक हो जाते हैं। अगर आपको कोविड है तो अपने लक्षणों को ठीक करने पर ज्यादा जोर दें और यह आपको उम्र भर नहीं रहने वाला है।

पानी से फैलता है?

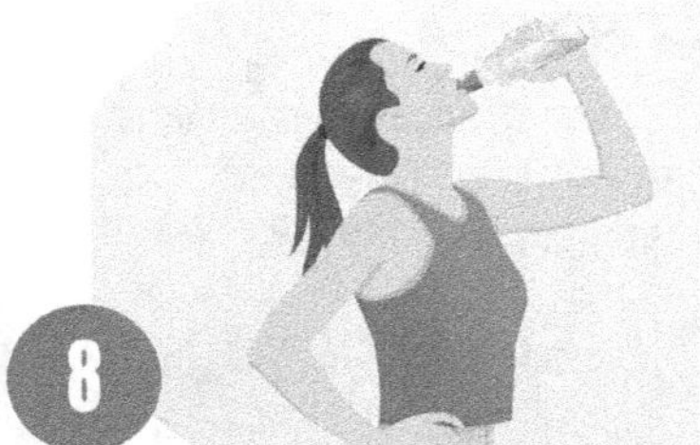

कोविड-19 कोई जलजनित बीमारी नहीं है। विशेषज्ञों का कहना है कि अभी तक कोई ऐसा प्रमाण नहीं है जिससे यह सुझाया जा सके कि कोरोना वायरस किसी कोविड संक्रमित क्षेत्र से पानी के माध्यम से फैल सकता है।

ये हवा से फैल सकता है?

प्रमाणों के मुताबिक कोरोना वायरस नजदीकी संपर्क में आने के कारण फैलता है। यह संपर्क लगभग 1 मीटर का भी हो सकता है। एक व्यक्ति तब संक्रमित होता है जब वह संक्रमित ड्रॉपलेट को अपने मुंह, आंखों या नाक के द्वारा अंदर इनहेल कर लेता है। सार्वजनिक जगहों में हवा के माध्यम से संक्रमण के फैलने को इंकार भी नहीं किया जा सकता है।

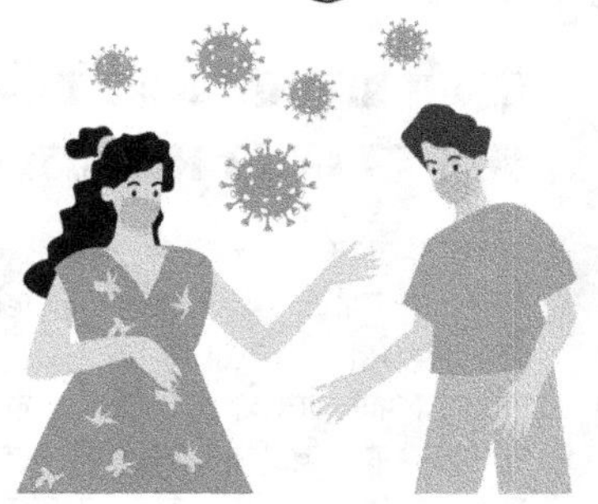

क्या मेडिकल कंसट्रेटर का प्रयोग करना सही नहीं

जिन लोगों को लंबे समय से रेस्पिरेटरी बीमारियां हैं और जिनका ऑक्सीजन लेवल 88 से 92 के बीच भी है तो उन्हें इससे अधिक ऑक्सीजन की आवश्यकता नहीं होती है। जिन मरीजों को हल्का कोविड न्यूमोनिया है और जिनका ऑक्सीजन सैचुरेशन लेवल 94 से अधिक है उन्हें अस्पताल में भर्ती करवाने से पहले ऑक्सीजन कंसट्रेटर के द्वारा लाभ दिया जा सकता है।

ऑक्सीजन कंसट्रेटर या ऑक्सीजन सिलेंडर क्या है बेहतर?

आप ऑक्सीजन सिलेंडर या ऑक्सीजन कंसट्रेटर का प्रयोग अपनी उपलब्धता के हिसाब से कर सकते हैं। अगर मरीज अधिक गंभीर नहीं है तो आप दोनों में से किसी भी एक ऑप्शन का प्रयोग कर सकते हैं लेकिन अगर अधिक गंभीर है तो आप कंसट्रेटर का प्रयोग न करें। अगर सिलेंडर का प्रयोग करने के बाद भी मरीज ठीक नहीं हो रहा है तो उसको तुरंत अस्पताल में भर्ती करवाया जाए।

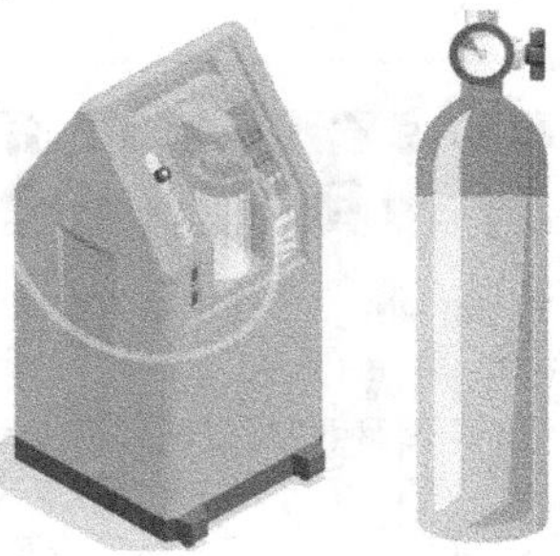

पहली डोज़ के बाद संक्रमित हो जाने पर क्या दूसरी डोज़ न लें?

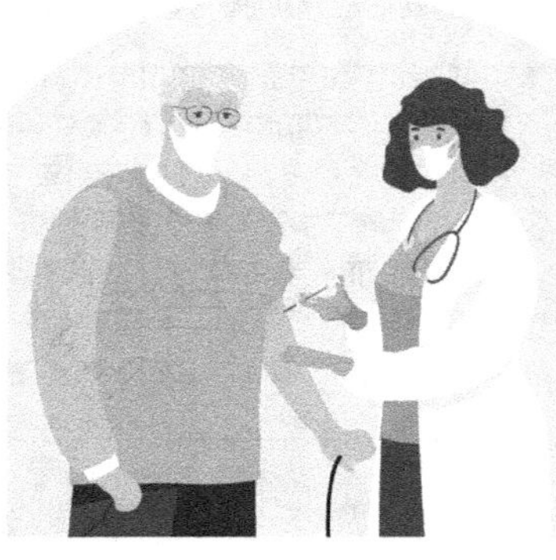

यह बात बिल्कुल गलत है। एक्सपर्ट के अनुसार अगर कोई व्यक्ति वैक्सीन का पहला डोज लेने के बाद संक्रमित हो जाता है तो उसे दूसरा डोज पॉजिटिव पाए जाने के 6 हफ्तों बाद लेना चाहिए। उनका कहना है कि वैक्सीन का पहला डोज लेने के बाद वायरस से संक्रमित होने की संभावना 65% तक कम हो जाती है और दूसरा डोज लेने के बाद यह संभावना 80 से 90% तक कम हो जाती है।

क्या गर्म पानी पीना व नहाना फायदेमंद है?

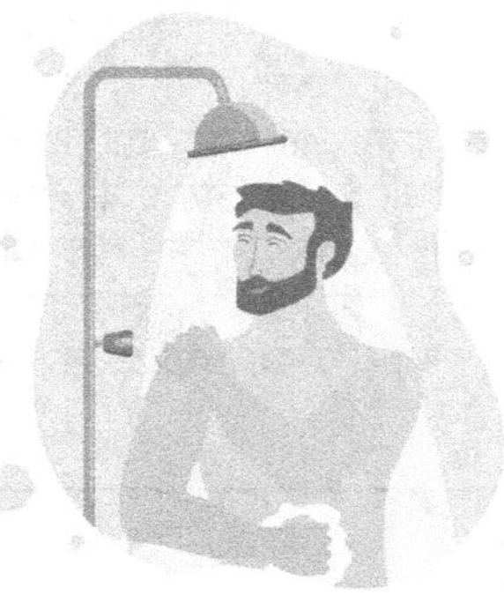

यह बात पूरी तरह से सही नहीं। गर्म पानी पीने से कोरोना ठीक नहीं होगा। यह केवल लक्षणों को कम करने में लाभदायक है। एक लैब सेटिंग के दौरान वायरस को मारने के लिए लगभग 60 से 70 डिग्री तापमान का होना जरूरी है और गर्म पानी से नहाने के बाद भी आपके शरीर का तापमान 37 डिग्री के आसपास ही रहता है, इसलिए यह वायरस को खत्म नहीं कर सकता है।

कोविड संक्रमित मां अपने बच्चे को दूध पिला सकती है?

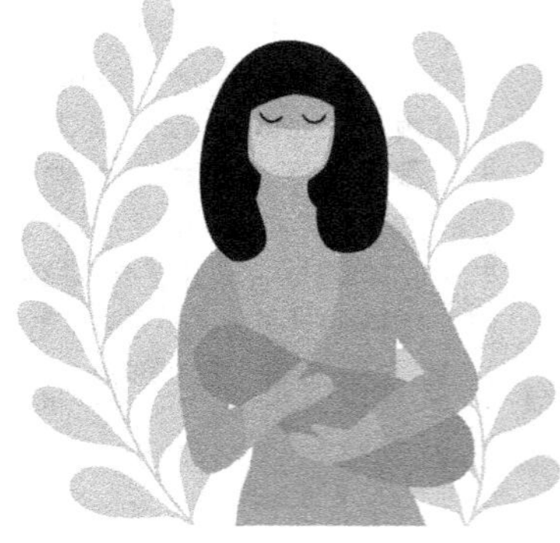

जी, यह भी सही है। एक कोरोना संक्रमित मां अपने बच्चे को दूध पिला सकती है। लेकिन उसे इस दौरान कुछ बचाव के उपायों का पालन करना होगा। जैसे- इस दौरान मास्क का प्रयोग करें ताकि इंफेक्शन फैलने से बच सके। विशेषज्ञों का कहना है कि ऐसा कोई प्रमाण नहीं है जिससे यह साबित हो सकता हो कि वायरस दूध के माध्यम से भी फैल सकता है।

क्या है म्यूकर माइकोसिस उर्फ ब्लैक फंगसः लक्षण, उपचार और इसे कैसे रोका जाए

कोरोना से ठीक होने वाले लोगों में एक गंभीर बीमारी सामने आ रही है। यह एक ऐसा संक्रमण है, जो लोगों की आंखों से लेकर मुंह, फेफड़ों, दिमाग और स्किन तक पहुंच रहा है। देश के कई राज्यों में कोरोना से ग्रसित या ठीक होने वाले लोगों में म्यूकर माइकोसिस संक्रमण के मामले सामने आए हैं। इसके लक्षण, उपचार और इसे कैसे रोका जाए इसके बारे में हम आपको आज बताने वाले हैं।

देश में जहां कोरोना वायरस की दूसरी लहर घातक साबित हो रही है, वहीं कोविड-19 से ठीक हो चुके लोगों में एक अलग तरह का जानलेवा संक्रमण सामने आया है। इसे ब्लैक फंगस या फिर म्यूकर माइकोसिस कहते हैं। अब तक देश में इस ब्लैक फंगस के कई मामले सामने आए हैं, जिससे लोगों की जान तक चली गई है। ऐसे में सरकार की ओर से इस घातक संक्रमण को लेकर एडवाइजरी जारी की गई है। इसमें बताया गया है कि म्यूकर माइकोसिस की स्क्रीनिंग, इसकी जांच और फिर इलाज कैसे हो सकता है। ब्लैक फंगस आमतौर पर उन लोगों को ही शिकार बना रहा है जिनकी रोग प्रतिरोधक क्षमता लगातार दवाइयों की वजह से बेहद कम हो चुकी है। सामान्य भाषा में कमजोर इम्यून सिस्टम वाले लोगों को म्यूकोरमाइकोसिस का खतरा ज्यादा होता है। आमतौर पर हवा में मौजूद म्यूकोरमाइकोसिस, साइनस या सांस के जरिए फेफड़ों तक पहुंचकर उन्हें प्रभावित करते हैं। कटने, जलने या त्वचा पर किसी अन्य प्रकार की चोट लगने पर आपको म्यूकोरमाइकोसिस हो सकता है।

कमजोर इम्यूनिटी वालों के लिए है खतरनाक

जिन लोगों की इम्यूनिटी कमजोर होती है, उनमें म्यूकर माइकोसिस फंगल इन्फेक्शन होने का खतरा ज्यादा रहता है। वहीं डायबिटिक, कैंसर, ट्रांसप्लांट, एचआईवी के पेशंट और जो लोग स्टेरॉइड्स या ऑक्सीजन पर होते हैं, उनमें इस संक्रमण का खतरा ज्यादा होता है।

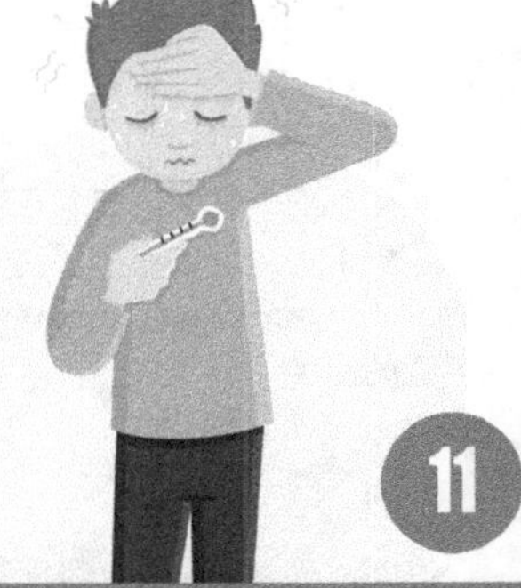

म्यूकर माइकोसिस या ब्लैक फंगस के लक्षण

म्यूकर माइकोसिस की पहचान इसके लक्षणों से की जा सकती है। जो इस तरह हैं–

- नाक बंद हो जाना
- नाक और आंख के आस-पास दर्द और लाल होना
- बुखार, सिरदर्द और खांसी
- सांस फूलना और खून की उल्टियां
- मानसिक रूप से अस्वस्थ होना, कन्फ्यूजन की स्थिति
- नाक के आस-पास सूजन

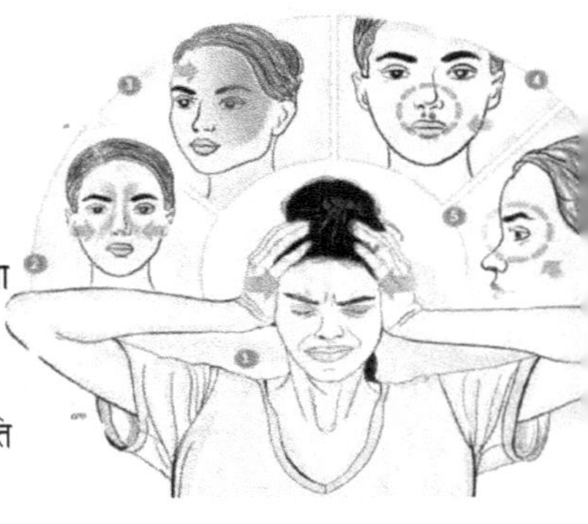

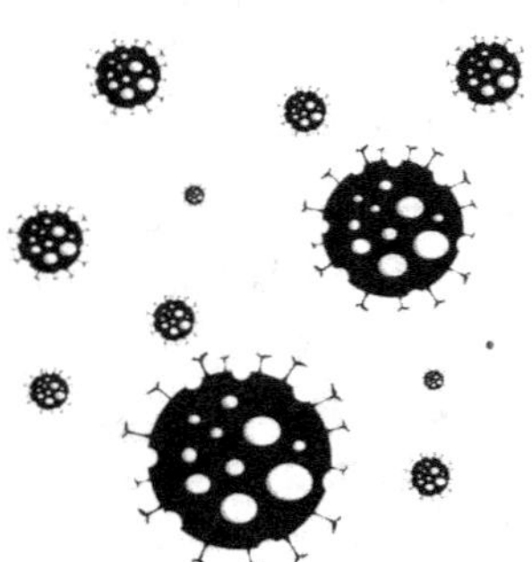

कैसे हो सकता है ब्लैक फंगस का संक्रमण?

- अनियंत्रित शुगर वाले लोगों को
- स्टेरॉयड के इस्तेमाल से रोग प्रतिरोधक क्षमता कम हो जाने से
- लंबे वक्त तक आईसीयू में रहना
- किसी गंभीर बीमारी से पीड़ित होना
- वोरिकोनाज़ोल थेरेपी

कोविड सर्वाइवर्स को इसका रखना है ध्यान

- हाइपरग्लाइसीमिया पर नियंत्रण करना जरूरी है।
- कोरोना से सर्वाइव करने के बाद डायबिटिक मरीज ब्लड ग्लूकोज लेवल चेक करते रहें।
- स्टेरॉयड लेते वक्त सही समय, सही डोज और अवधि का ध्यान रखें।
- ऑक्सीजन थेरेपी के दौरान साफ पानी का इस्तेमाल करें।
- एंटीबायोटिक और एंटीफंगल के इस्तेमाल के वक्त सावधानी बरतें।

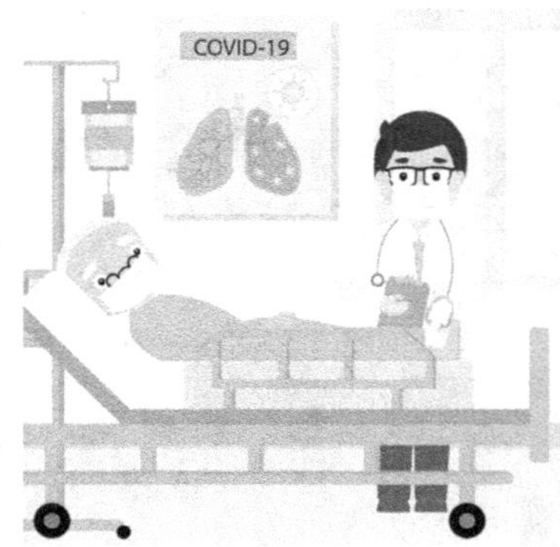

क्या नहीं करना है?

- किसी भी लक्षण को हल्के में बिल्कुल नहीं लेना है।
- कोविड के इलाज के बाद नाक बंद होने को बैक्टीरियल साइनसाइटिस नहीं मानें।
- किसी लक्षण के नजर आने पर जरूरी जांच कराएं।
- म्यूकर माइकोसिस का इलाज अपने आप करने में वक्त न गंवाएं।

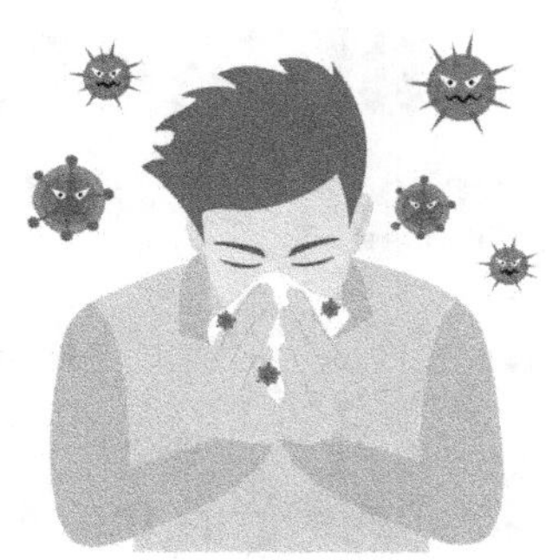

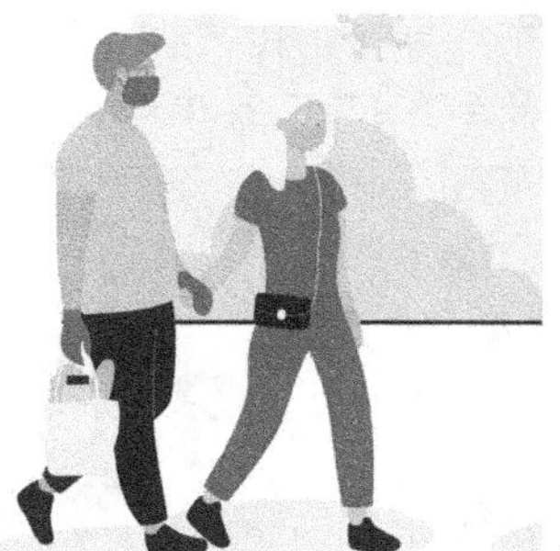

क्या हैं सावधानियां

- धूल वाली जगहों पर मास्क जरूर लगाए रहें।
- गार्डनिंग या मिट्टी में काम करते वक्त जूते, हाथों पैरों को ढकने वाले कपड़े, ग्लव्स जरूर पहनें।
- रोजाना नहाएं और साफ-सफाई का ध्यान रखें।

बिना वजह न करें स्टेरॉइड्स का इस्तेमाल

विशेषज्ञों के मुताबिक म्यूकर माइकोसिस या ब्लैक फंगस बीमारी कोविड संक्रमित लोगों का उपचार होने के बाद सामने आ रही है। खासतौर पर उन मरीजों को जो पहले से हाई ब्लड प्रेशर या डायबिटीज से पीड़ित हैं। अनियंत्रित डायबिटीज की बीमारी वाले लोगों के कोरोना संक्रमित होने पर जरूरत से ज्यादा स्टेरॉयड के इस्तेमाल से ब्लैक फंगस का खतरा बढ़ जाता है। यह फंगल इन्फेक्शन नाक और आंख के रास्ते शरीर में प्रवेश करता है। आंख के नीचे फंगस जमा होने से सेंट्रल रेटिंग आर्टरी में ब्लड का फ्लो बंद हो जाता है। आंखों में इंफेक्शन के बाद यह एक-दो दिन में ब्रेन तक पहुंच जाता है।

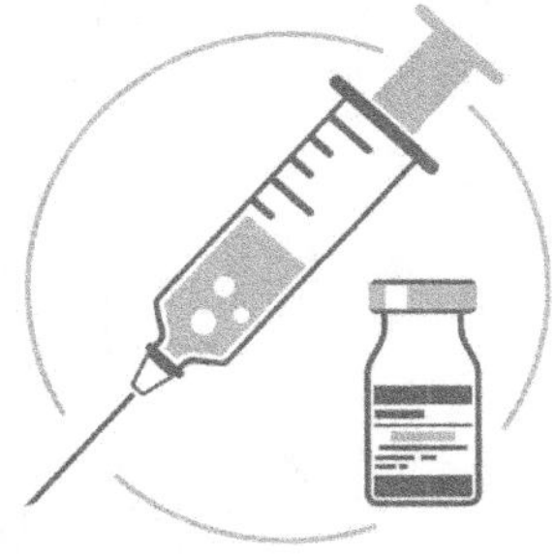

ऑक्सीमीटर की वैल्यू कैसे रीड करें, क्यों होती है रीडिंग फ्लकचुएट

ऑक्सीजन सेचूरेशन लेवल आप सभी के शब्दकोष में अब शामिल हो चुका है। एक्सपर्ट्स ने सुझाया है कि अब सभी को ऑक्सीमीटर जैसे यंत्र तो घर पर रखने ही चाहिए क्योंकि यह आपके लिए बहुत अधिक लाभदायक साबित हो सकते हैं। आज हम आपको बताएंगे कि आप किस प्रकार ऑक्सीमीटर का प्रयोग प्रभावशाली रूप से कर सकते है।

ऑक्सीमीटर की वैल्यू रीड करने का तरीका

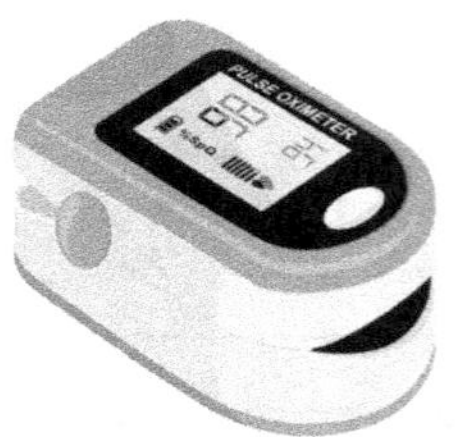

ऑक्सीमीटर की एक स्वस्थ और सामान्य व्यक्ति की रीडिंग 95 से 100 के बीच होती है। अगर आपका लेवल इतना है तो आपकी ऑक्सीजन लेवल सामान्य है। डॉक्टरों के मुताबिक आपको पूरी 99 या 100 लेवल ऑक्सीजन होनी भी जरूरी नहीं है। अब 92 से 95 तक का लेवल भी बॉर्डर लाइन माना जाता है। अगर किसी व्यक्ति का लेवल 92 से कम चला जाता है तो उसे अस्पताल में भर्ती होने की आवश्यकता होती है।

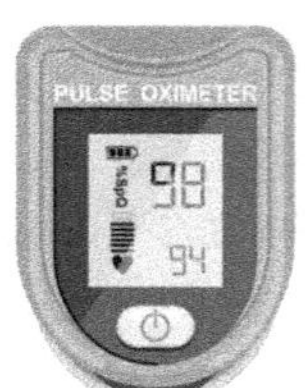

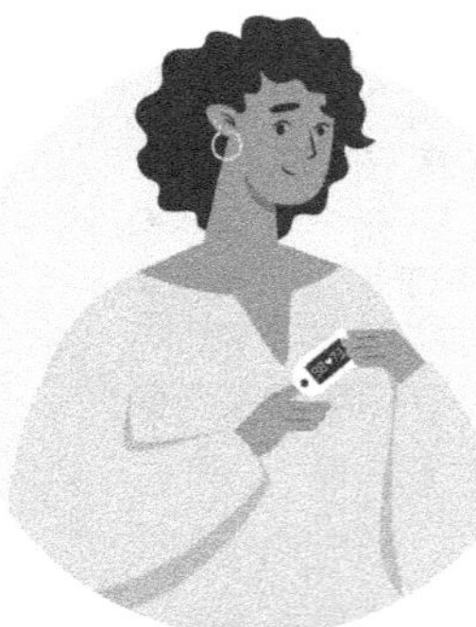

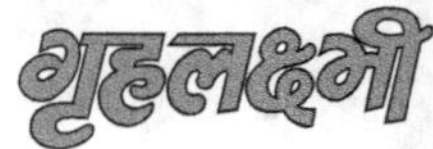

पल्स ऑक्सीमीटर के प्रयोग

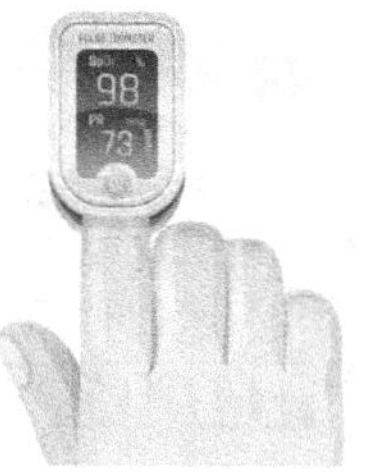

● यह चेक करने के लिए कि ऑक्सीमीटर सही से काम कर रहा है या नहीं, आपको प्रोब सीधे मरीज के ऊपर सही ढंग से रखना होगा।

● अधिकतर ऑक्सीमीटर में उंगली द्वारा जांच होती है लेकिन कुछ ऑक्सीमीटर में कान के द्वारा भी जांच होती है।

● प्रोब बड़े ही ध्यानपूर्वक डिजाइन किए गए है ताकि उनके अंदर से लाईट आ सके और दूसरी साइड से डिटेक्ट हो सके।

● प्रोब बहुत ही नाजुक होते हैं इसलिए आपको उनका प्रयोग बड़े ही ध्यान से करना होगा।

● यह प्रोब उंगली में बड़े ही ध्यानपूर्वक और सही ढंग से फिट किया गया है। याद रखें कि यह प्रोब इस तरह उंगली में लगाया गया है कि वह न तो अधिक टाइट हो और न ही अधिक ढीला।

● यह प्रोब सबसे लंबी उंगली में लगाया हुआ है और इसे सही ढंग से भी नहीं लगाया गया है। लंबी उंगली का प्रेशर अधिक होने के कारण प्रोब पर अधिक फोर्स लग रहा है, जिस कारण वह टूट भी सकता है। इस तरह प्रोब लगाने पर सर्कुलेशन घटी हुई दिख सकती है और डिजिट भी कम दिख सकती हैं।

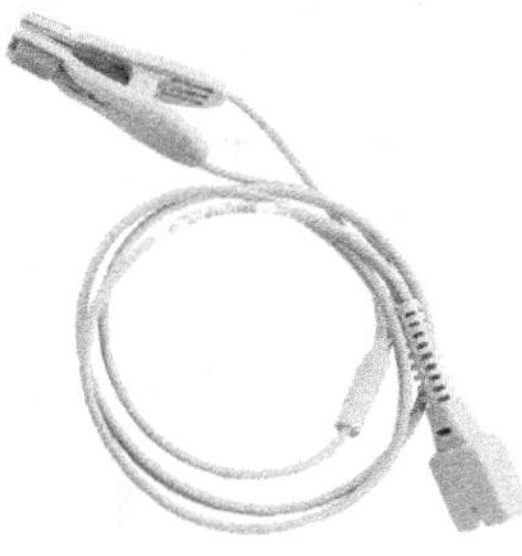

कान का प्रोब

कान के प्रोब को आपने इयर लोब पर लगा कर प्रयोग करना होता है। छोटे बच्चों में यह प्रोब मुंह के आंतरिक भाग से बाहरी भाग की ओर जाते हुए लगाया जाता है और इस दौरान प्रोब साफ भी रहता है। कई बार अगर आप इयर लॉब को हल्का-हल्का मसलते भी हैं तो भी वह सर्कुलेशन को बढ़ी हुई दिखाता है।

किन वजहों के कारण पल्स ऑक्सीमीटर गलत रीडिंग दिखा सकता है

● ऐसे कुछ 5 कारण हैं जिनके कारण आपका पल्स ऑक्सीमीटर सही रीडिंग नहीं भी दिखा सकता है।

● उंगली पर किसी प्रकार का पिगमेंट लगा होना।

● प्रोब पर बहुत तेज लाइट होना।

● मरीज की मूवमेंट होते रहना।

● कार्बन मोनोऑक्साइड प्वाइजनिंग होने के कारण।

● अगर आपको ऑक्सीमीटर का प्रयोग करते समय यह सब चीजें दिखाई दे रही हैं तो आपकी रीडिंग बिलकुल सटीक आए यह संभव नहीं है।

नाखूनों पर नेल पॉलिश लगाना

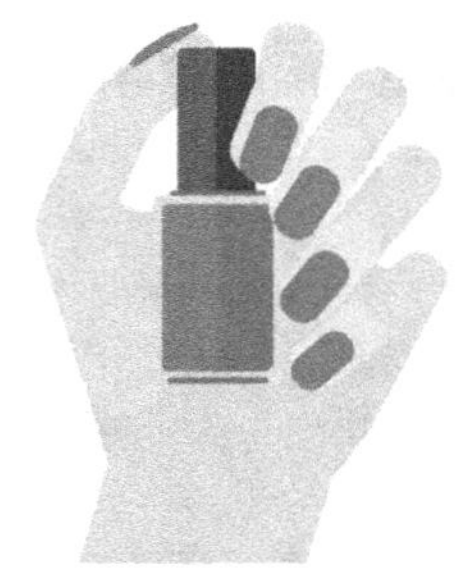

आखिर नेल पेंट का ऑक्सीमीटर से क्या मतलब? आप भी यह सवाल सोच रहे होंगे। ऐसा इसलिए होता है क्योंकि नेल पेंट का रंग ऑक्सीमीटर के प्रोब पर ब्राइट प्रभाव डालता है, जिस कारण वह सही रीडिंग नहीं दिखा पाता है। इसलिए आप जब भी ऑक्सीमीटर का प्रयोग करती हैं तो अपनी नेल पेंट को उतार लें।

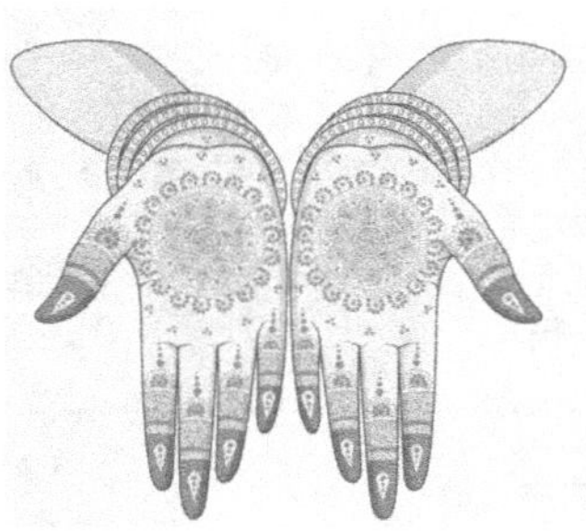

मेहंदी लगने पर ऑक्सीमीटर गलत रीडिंग क्यों दिखाता है?

मेहंदी हाथों पर लगे होने पर ऑक्सीमीटर पल्स तो डिटेक्ट कर लेगा लेकिन वह एसपीओ 2 लेवल नहीं नाप पाएगा क्योंकि मेहंदी की पिगमेंटेशन सिग्नल को ब्लॉक कर देती है। इसलिए आपको कान या ऐसी उंगली पर जांच करनी चाहिए जिस पर मेहंदी न लगी हो।

द्रवनिवेशन

ऑक्सीमीटर को काम करने के लिए आपकी उंगलियों के बीच रक्त का प्रवाह चाहिए होता है। कुछ ऑक्सीमीटर ब्लड फ्लो को डिटेक्ट करने के बाद किसी प्रकार का संकेत दे देते हैं। इस तस्वीर में ऑक्सीमीटर का यह भाग ब्लड फ्लो डिटेक्ट करने की सूचना दे रहा है। कई बार इस पर नंबर भी होते हैं। जब किसी इंसान का ब्लड फ्लो बदलता है तो इसके द्वारा पता लगाया जा सकता है।

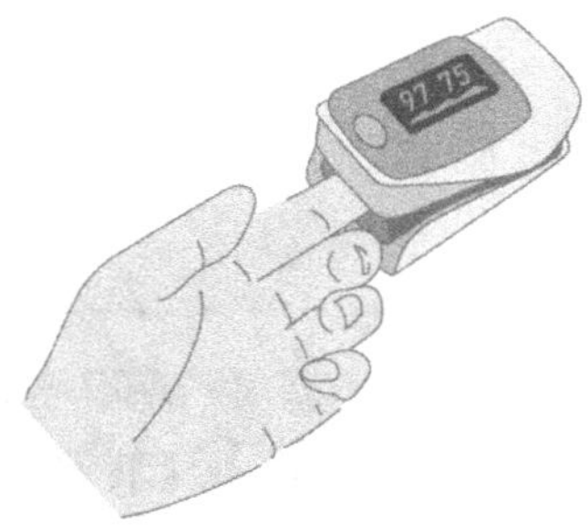

एनेस्थीसिया के दौरान एसपीओ 2 का नॉर्मल लेवल क्या होता है?

एसपीओ 2 का नॉर्मल लेवल 95 प्रतिशत या उससे ऊपर होता है। इसका अर्थ है अगर यह लेवल 95 से नीचे चला जाता है तो यह एक चिंता का विषय है।

कोविड से जुड़े मिथ

अब बात करते हैं उन भ्रामक बातों की जो कोविड को लेकर समाज में फैली हुई हैं। आपने इससे जुड़ी बहुत सी अजीबों गरीब बातों को सुना होगा जिनमें से बहुत सी बातें झूठ होती हैं और आपके लिए हानिकारक हो सकती हैं। आइए जानें कौन–सी बातें हैं झूठी और किन बातों पर आपको करना चाहिए यकीन।

झूठी बातें

पैरासिटामोल के प्रयोग से कोविड नहीं होगा 

पैरासिटामोल का प्रयोग केवल बुखार होने पर या शरीर में दर्द होने पर ही करना चाहिए। लेकिन डॉक्टरों का मानना है कि मरीज को एक दिन में 3 ग्राम से अधिक मात्रा नहीं लेनी चाहिए। लेकिन आपको इस टैबलेट का प्रयोग दिन-रात नहीं करना चाहिए क्योंकि ऐसा करने से डॉक्टरों को मरीज के बुखार को मॉनिटर करने में समस्या उत्पन्न होती है।

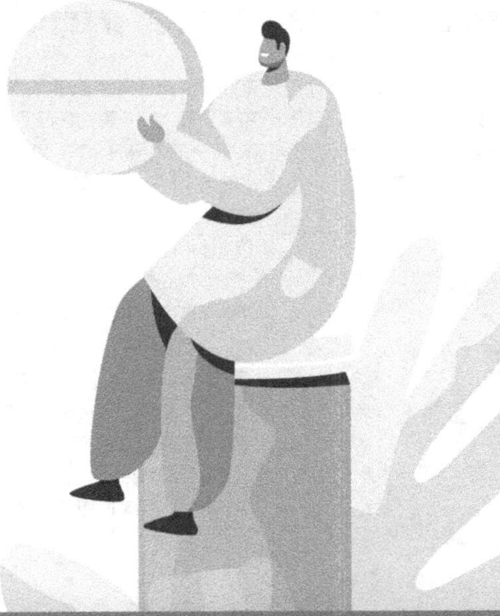

एंटी वायरल दवाओं का प्रयोग कोविड से बचाएगा, कुछ एंटी वायरल दवाइयां जो कोविड-19 के लिए प्रभावी मानी गई हैं वह हैं

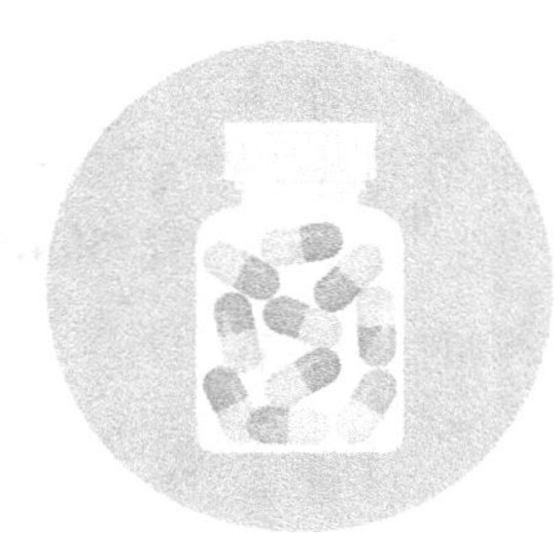

लोपिनाविर, रिटोनावीर, रेमदेविसीर और फविपीरवीर। लेकिन आज के समय जो एकमात्र दवाई कोविड के लिए प्रभावी मानी जा रही है वह है रेमदेविसीर। अन्य दवाइयां किसी काम नहीं आ रही है। एक छोटे से ट्रायल के दौरान पता लगाया गया कि फविपीरवीर दवा बिल्कुल भी प्रभावी नहीं है। इसके बावजूद भी देश में लोग इसे खरीद रहे है और प्रयोग कर रहे हैं जबकि इसके कारण लोगों को साइड इफेक्ट भी देखने को मिल रहे हैं हालांकि इसका कोई भी लाभ नहीं मिल रहा है। हमारे देश के अलावा कोई भी जगह इस दवाई को प्रयोग नहीं कर रही है। इंटरफेरॉन भी कोविड–19 के लिए ट्राई की गई, जिसमें एंटी वायरल प्रभाव थे। लेकिन डब्लूएचओ ने उसे भी किसी काम का नहीं बताया। रिकवरी ट्रायल में पाया गया कि अगर इस ड्रग को कोर्टिको स्टीरॉयड के साथ प्रयोग किया जाता है तो यह लाभदायक साबित हो सकती है।

एंटी बायोटिक्स दवाइयां आपको कोविड से बचाएंगी 

आपको यह सलाह नहीं दी जाती है कि आप ओवर द काउंटर दवाइयों या एंटी बायोटिक्स का प्रयोग करें। एंटी बायोटिक्स, एंटी बैक्टीरियल होती हैं। इनका कोविड को ठीक करने में किसी प्रकार का रोल नहीं होता है लेकिन यह संदेह माना जाता है कि हो सकता है आपको कोविड के साथ-साथ कोई अन्य इंफेक्शन भी हो जिसे ठीक करने में यह लाभदायक रह सकती है। लेकिन केवल शुरुआत के दो हफ्तों में। एजीथ्रोमीसीन और डॉक्सीसाइकिलन जैसी दवाइयों का नियमित और रूटीन प्रयोग बिल्कुल भी सुझाया नहीं जाता है। एक्सपर्ट्स के मुताबिक एंटी बायोटिक्स का आपको कोविड से बचाने में किसी प्रकार का रोल नहीं है और अगर आप इनका प्रयोग करते हैं तो इससे आपका अस्पताल में एडमिट रहने का समय बढ़ सकता है और यहां तक की आपकी मृत्यु की संभावना भी अधिक हो सकती है।

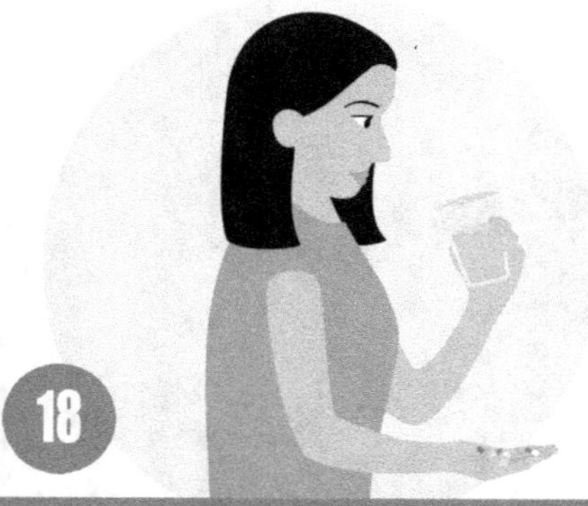

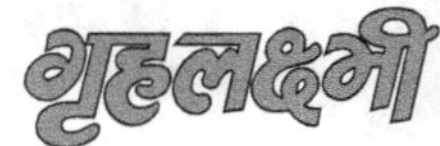

आइवरमेक्टिन का प्रयोग कोविड में फायदेमंद है

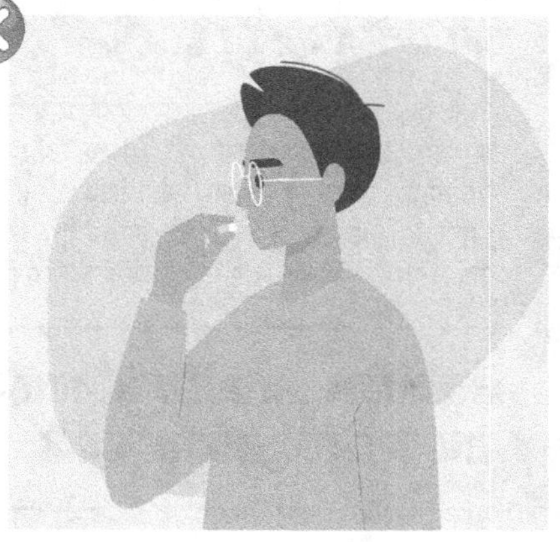

यह एक एंटी पैरासिटिक ड्रग है जो SaRS CoV 2 को लैब में न्यूट्रलाइज करने में लाभदायक मानी गई है। इससे थोड़ी सी उम्मीद जगती है कि यह इंसानों के लिए भी प्रभावी हो सकती है लेकिन ऐसा किसी भी प्रकार का ट्रायल नहीं किया गया है और न ही इसका प्रभाव पाया गया है। कुछ रिसर्च का मानना है कि यह प्रभावी हो सकती है लेकिन वह अधिक साइंटिफिक प्रमाणों पर आधारित नहीं हैं। इसलिए इसका रूटीन में प्रयोग नही करना चाहिए।

रेमदेविसिर लोगों की जान बचाने में समर्थ है 

यह लोगों की जान बचाने में समर्थ नहीं है। बहुत सी स्टडीज यह साबित कर चुकी हैं। यह केवल उन लक्षणों की गंभीरता को कम कर सकती है जिनके कारण लोगों को अस्पताल में भर्ती होने की जरूरत पड़ सकती है। यह फेफड़ों के लिए लाभदायक है। अगर इसे बीमारी के पहले हफ्ते में दिया जाए तो यह और अधिक लाभदायक हो सकती है। लेकिन जिन लोगों के लक्षण अधिक गंभीर नहीं हैं और जिनको अस्पताल में भर्ती होने की जरूरत नहीं है, उन लोगो को इस दवाई का प्रयोग नहीं करना चाहिए। क्योंकि इससे उन लोगों को इसकी पर्याप्त मात्रा हासिल नहीं होगी जिन्हें सच में इसकी आवश्यकता है। उन मरीजों को न दें जिनका घर पर इलाज चल रहा हो और जो ऑक्सीजन सपोर्ट पर न हों।

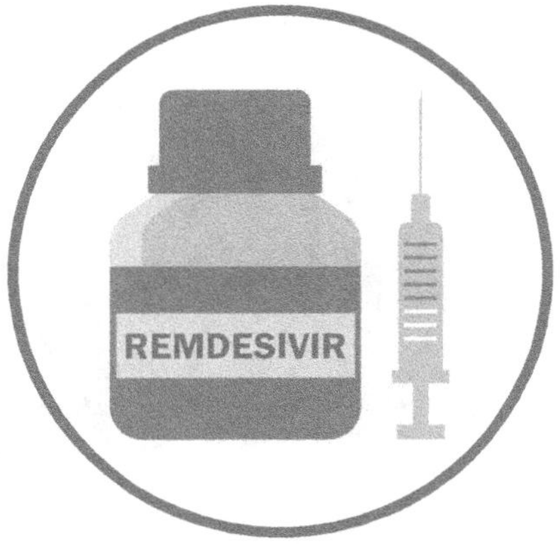

सिर्फ हैंड सैनिटाइजर का प्रयोग काफी है 

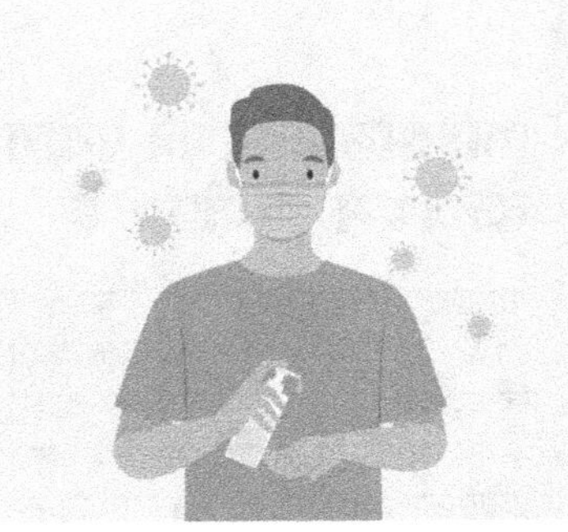

अल्कोहल आधारित सैनिटाइजर एंटी बायोटिक्स की तरह सक्षम नहीं। जैसे एंटी सेप्टिक और एंटी बायोटिक दवाइयां पेथोजेंस के लिए होती हैं। इसलिए सिर्फ हैंड सैनिटाइजर का प्रयोग काफी नहीं। साथ में साबुन से भी हाथ धोना चाहिए।

अल्कोहल आधारित सैनिटाइजर सब के लिए सुरक्षित नहीं है

सैनिटाइजर में मौजूद अल्कोहल से किसी को भी स्वास्थ्य सम्बन्धित समस्या का सामना नहीं करना पड़ता है। थोड़ी सी अल्कोहल स्किन में अब्जॉर्ब हो जाती है और बाकी के पदार्थ में इमोलियंट होता है जो आपकी स्किन से ड्राइनेस को हटाता है। इस प्रकार के सैनिटाइजर से एलर्जिक रिएक्शन या हाथों के बाल का ब्लीचिंग आदि होना बहुत ही कम देखे जाने वाले साइड इफेक्ट हैं। बहुत ही कम केस के लिए सूजन आ जाना और इंटोक्सोकेशन को पाया गया है।

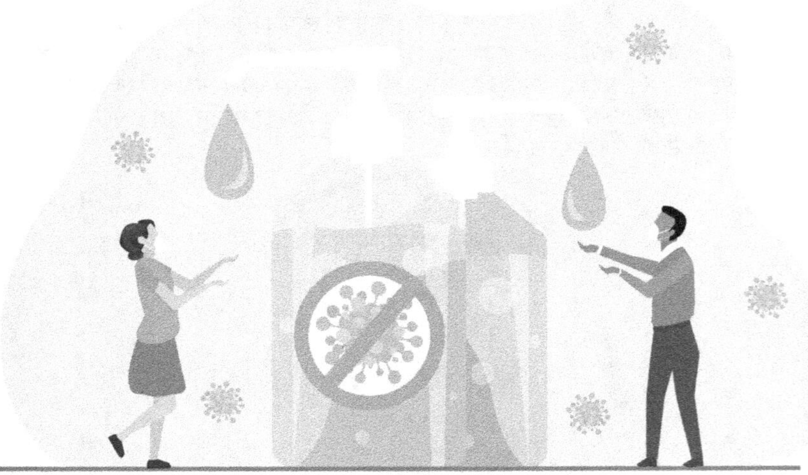

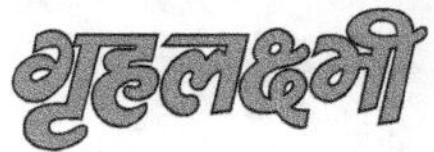

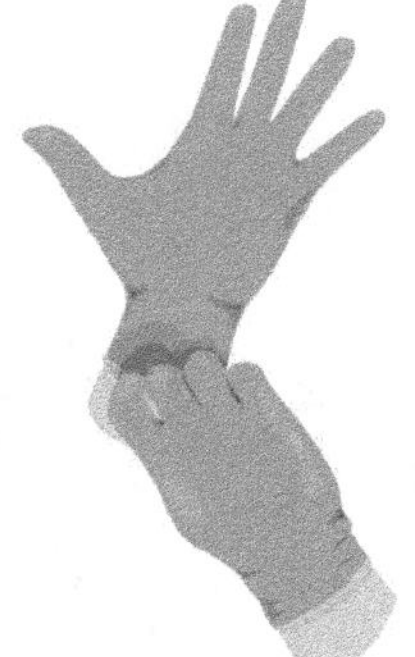

केवल ग्लव्स का प्रयोग सुरक्षित है चाहे हाथों को बार बार न धोयें

ग्लव्स पहनने से आपके हाथ किसी सर्फेस को टच करके संक्रमित होने से तो बच जायेंगे। लेकिन ग्लव्स पहनना साफ हाथों की जगह नहीं ले सकता। इसलिए आपको बार-बार अपने हाथ जरूर धोने होंगे। चाहे बेशक आप किसी ग्लव्स का भी प्रयोग क्यों न करते हों।

अल्कोहल की सार्वजनिक स्थान पर रखी बॉटल आपको संक्रमित कर सकती है

अगर आप उस बॉटल को हाथ भी लगा देते हैं और उसके बाद अपने हाथों को सैनिटाइज कर लेते हैं तो उसके बाद आपके हाथ डिसइन्फेक्टेड हो जाते है। इस प्रकार अगर आप किसी सार्वजनिक स्थान पर अगर सैनिटाइज की बॉटल को टच भी कर लेते हैं तो उससे हाथ सैनीटाइज करने के बाद जर्म्स की संभावना कम हो जाती है और आप सुरक्षित रहते हैं।

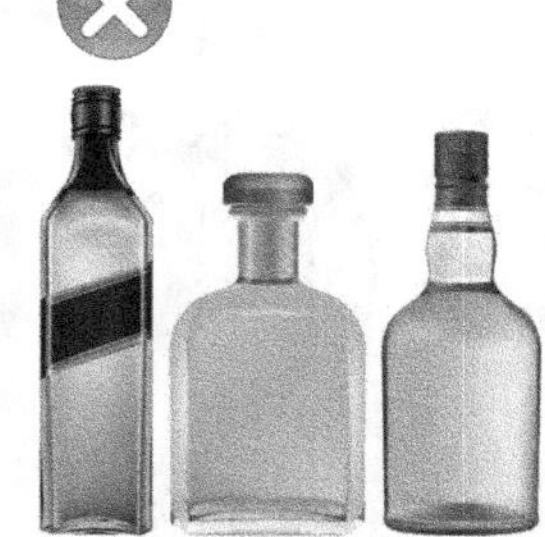

मेडिकल मास्क के प्रयोग से आपको ऑक्सीजन की कमी होती है

लंबे समय तक मास्क का प्रयोग करने पर आपको असहज महसूस कर सकते हैं। लेकिन इससे आपको ऑक्सीजन की कमी नहीं होती है। मास्क पहनते समय यह ध्यान रखें कि वह आपको फिट हो रहा हो और इतना टाइट हो की आप सांस आसानी से ले सकें। डिस्पोजेबल मास्क का दुबारा प्रयोग न करें।

शराब का सेवन करने से आप कोविड से सुरक्षित हैं

ऐसा कोई भी प्रावधान नहीं है, जो यह साबित कर सके कि शराब पीने से आप कोविड से सुरक्षित रह सकते हैं। इसका अधिक सेवन करने से आपकी सेहत और खराब हो सकती है।

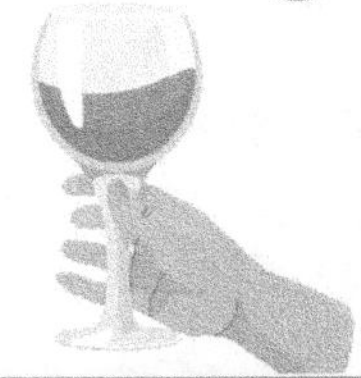

अपने सूप या अन्य ड्रिंक्स में काली मिर्च या अन्य मसालों को डालने से आप कोविड से सुरक्षित हैं

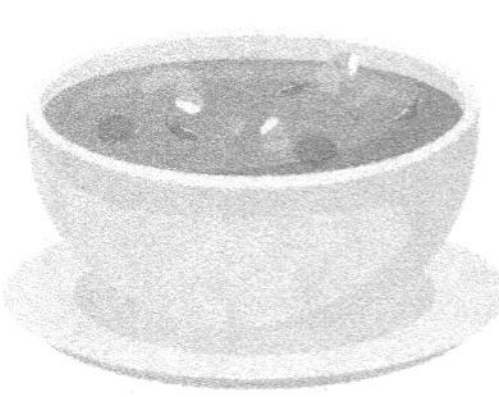

अगर आप अपने खाने में गर्म मसालों का प्रयोग करते हैं तो इससे आप खुद को कोविड से सुरक्षित नहीं रख सकते। इससे बचने के केवल कुछ ही उपाय हैं जिनमें सोशल डिस्टेंसिंग और मास्क का प्रयोग करना अनिवार्य है। बार-बार अपने हाथ भी धोते रहें।

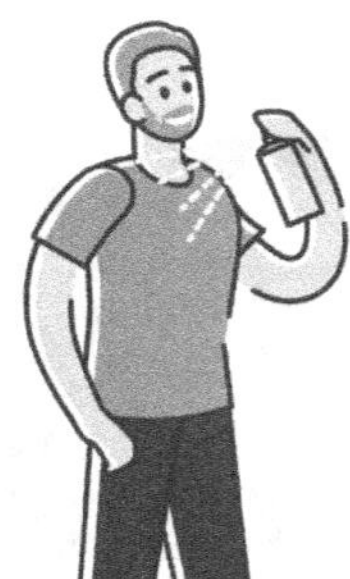

अपने शरीर पर ब्लीच या अन्य डिसइंफेक्टेंट को स्प्रे करने से कोविड से बचाव होता है

किसी भी स्थिति के दौरान अपने शरीर पर इस प्रकार के हानिकारक स्प्रे को न छिड़कें। इससे आपको अन्य तरह के स्वास्थ्य खतरे भी हो सकते हैं, जिससे आपकी आंख और स्किन प्रभावित होंगी।

इथेनॉल, मेथानोल पीने से कोविड से सुरक्षित हो सकते हैं

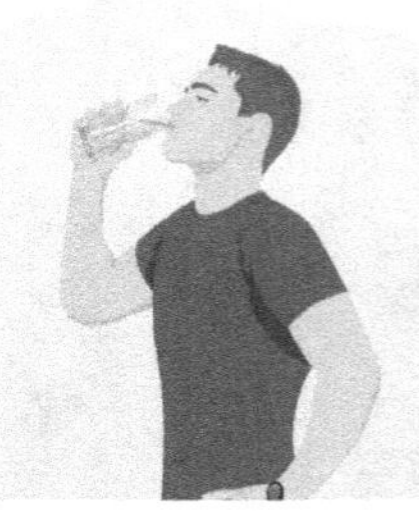

अगर आप ब्लीच, इथेनॉल या इस प्रकार की किसी भी ड्रिंक का सेवन करते हैं तो यह आपके लिए बहुत अधिक खतरनाक हो सकता है और इससे किसी भी तरह से कोविड से सुरक्षित नहीं हुआ जा सकता। इसलिए ऐसा भूल कर भी न करें।

5जी मोबाइल नेटवर्कसे हो रही है सांस की बीमारी

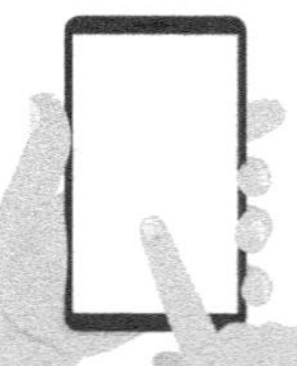

वायरस रेडियो, तरंगों या नेटवर्क के माध्यम से नहीं फैल सकता है। कोविड उन देशों में भी फैल रहा है जहां 5जी नेटवर्क नहीं है इसलिए इस प्रकार की बातों पर विश्वास न करें।

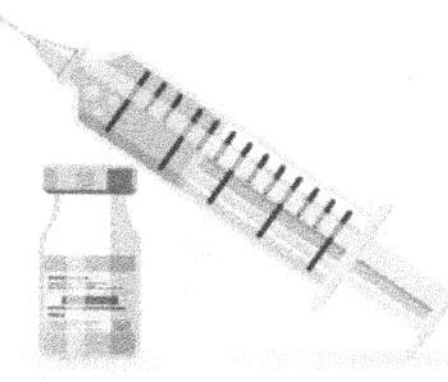

न्यूमोनिया की वैक्सीन से कोविड ठीक हो सकता

न्यूमोनिया के इलाज के लिए प्रभावित वैक्सिन आपको कोविड से नहीं बचा सकती।

अपनी नाक को नमक के पानी में डुबाने से आप कोविड से सुरक्षित हैं

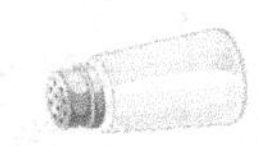

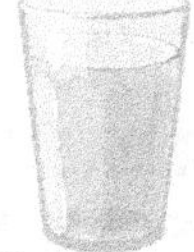

इस बात का कोई प्रमाण नहीं है कि अगर आप अपने नाक को नमक के पानी में डुबाते हैं तो आप कोविड से सुरक्षित हो जाते हैं। हालांकि इस उपाय से आप अपना जुखाम या कॉमन कोल्ड ठीक कर सकते हैं।

लहसुन खाने से आप कोविड से बच सकते हैं

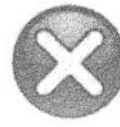

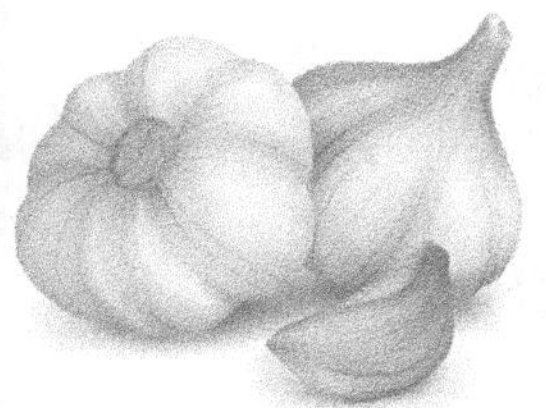

लहसुन एक हेल्दी इंग्रीडिएंट है और इसमें एंटी माइक्रोबियल गुण होते हैं लेकिन यह आपको कोविड होने से बचाने में किसी प्रकार की मदद नहीं करता है।

हर उम्र के लोग कोविड से संक्रमित नहीं हो सकते 

चाहे बूढ़े हों, जवान हो या बच्चे हर उम्र के लोग कोविड से संक्रमित हो सकते हैं। हालांकि बूढ़े लोग या जिन लोगों को पहले से ही अस्थमा या डायबिटीज जैसी बीमारी होती हैं उन्हें कोविड होने के अधिक चांस होते हैं।

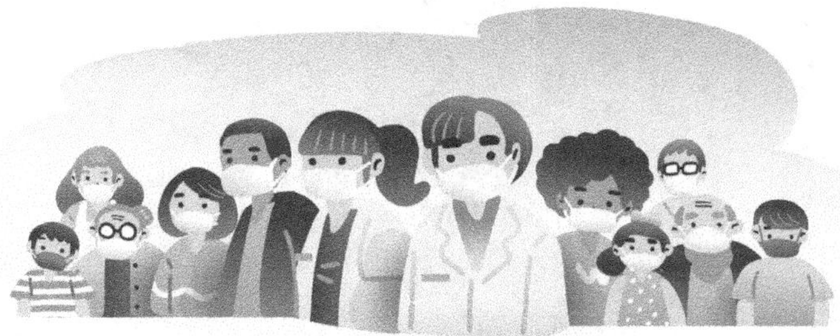

क्या किसी भी अप्रूव की गई वैक्सीन के कंपोनेंट शेड होते हैं?

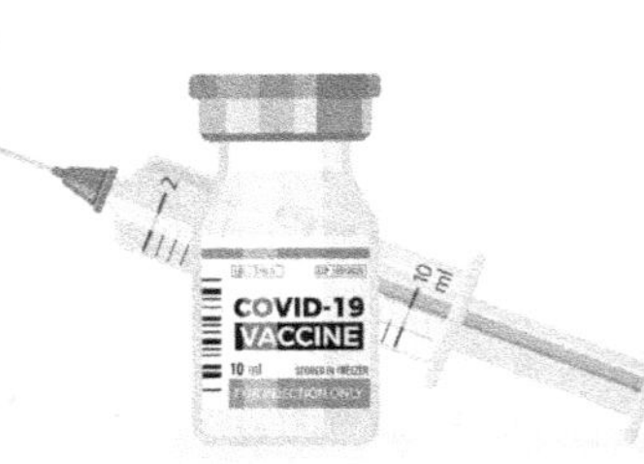

इसका उत्तर है- नहीं। जब वैक्सीन का कोई भी तत्त्व हमारे शरीर के अंदर या बाहर झड़ने लगता है तो हम उसको वैक्सीन शेडिंग कहते हैं। क्योंकि वैक्सीन शेडिंग केवल उन्हीं वैक्सीन के केस में होता है, जिनमें वायरस का कोई कमजोर वर्जन मिला होता है और किसी भी अप्रूव की गई वैक्सीन में ऐसा नहीं है।

अगर महिला भविष्य में गर्भधारण करने की सोच रही हैं तो क्या कोविड वैक्सीन लगवाना सुरक्षित नहीं?

नहीं! अगर आप अभी या भविष्य में गर्भधारण करने की कोशिश कर रही हैं तो भी आपको वैक्सीन अवश्य लगवानी चाहिए। अभी तक ऐसा कोई प्रमाण नहीं है, जिसके द्वारा यह साबित हो सके कि कोविड वैक्सीन से गर्भधारण करते समय या प्लेसेंटा के विकास से जुड़ा कोई भी रिस्क शामिल है। इस बात का भी कोई प्रमाण नहीं है कि कोविड वैक्सीन गर्भ से जुड़ी किसी भी तरह की समस्या पैदा करती है।

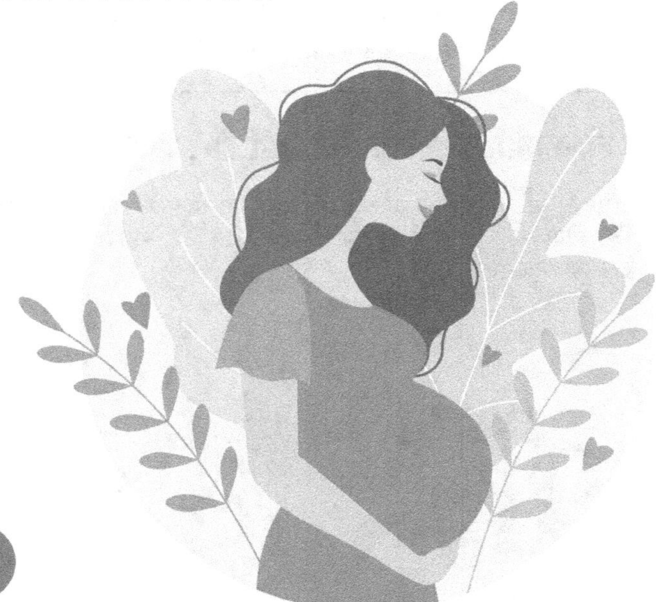

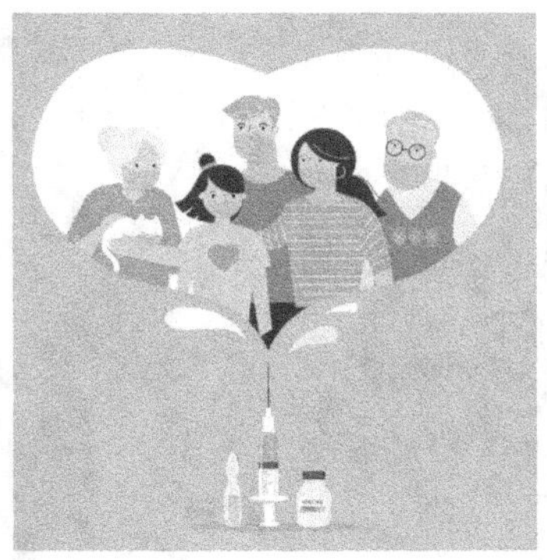

क्या कोविड की वैक्सिन डीएनए बदल सकती है? 

नहीं, वैक्सीन किसी भी तरह से आपका डीएनए बदल नहीं सकती है। अप्रूव की गई वैक्सीन केवल हमारे शरीर की सेल्स को यह सूचित करती हैं कि उन्हें किस प्रकार वायरस से लड़ना है और सुरक्षित रहना है। वैक्सीन का कोई भी मैटेरियल सेल के न्यूक्लियस के अंदर नही जा पाता है और यही हमारा डीएनए होता है। इस प्रकार हम कह सकते हैं कि वैक्सीन का डीएनए के साथ कोई नाता नहीं है।

क्या सीडीसी के अनुसार वैक्सिनेशन होना अनिवार्य है? 

जी नहीं, सीडीसी या किसी भी संस्था ने किसी व्यक्ति का टीकाकरण करवाना अनिवार्य नहीं किया है। हालांकि सरकारी कर्मचारियों के टीकाकरण का रिकॉर्ड रखा गया है और यह प्रक्रिया भी अलग-अलग राज्य में अलग-अलग है। इसलिए आप टीकाकरण से जुड़ी किसी भी जानकारी को प्राप्त करने के लिए राज्य सरकार से संपर्क करें।

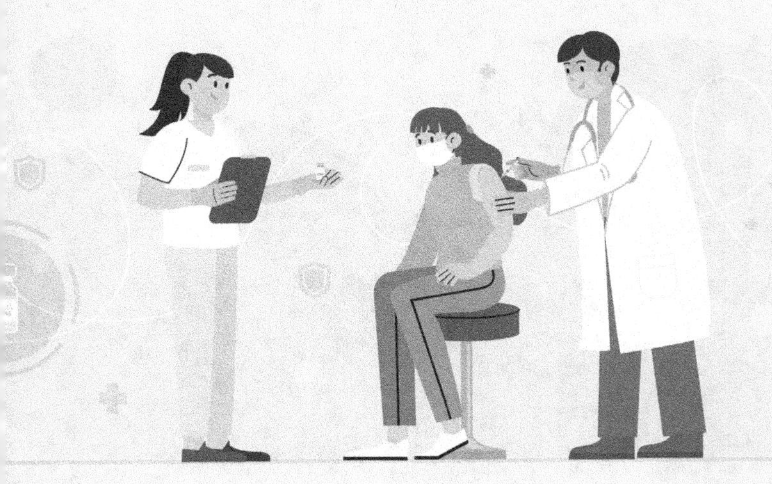

क्या वैक्सीन आपको कोविड दे सकती हैं?

नहीं। कोई भी कोविड वैक्सीन आपको कोविड पॉजिटिव नहीं बना सकती है। वैक्सिन केवल हमारे शरीर को यह सिखाती है कि कैसे उसे कोविड से सुरक्षित रहना है और इस दौरान आपको बुखार या शरीर दर्द जैसे कुछ लक्षण भी देखने को मिल सकते हैं। यह लक्षण संकेत होते हैं कि आपका शरीर वायरस से बचने का प्रयास कर रहा है।

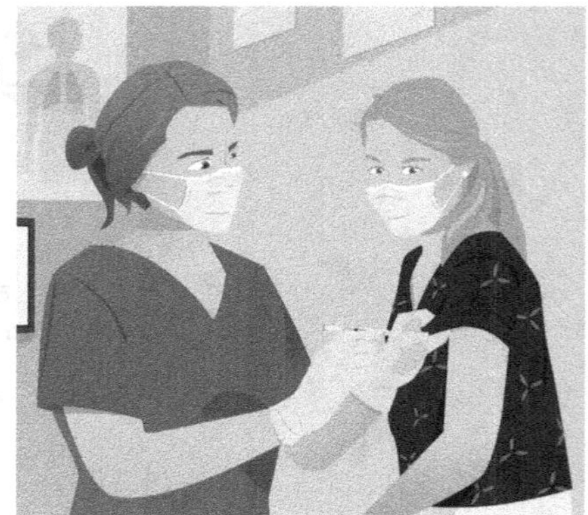

क्या वैक्सीन लेने के बाद भी व्यक्ति कोविड वायरल टेस्ट के लिए पॉजिटिव पाया जा सकता है?

नहीं, अगर आप वैक्सीन लगवाते हैं तो कोई भी वैक्सीन आपको कोविड वायरल टेस्ट के लिए पॉजिटिव नहीं बना देगी जोकि फिलहाल के लिए कोविड को जांचने का टेस्ट होता है। अगर आपके शरीर में वैक्सीन द्वारा एंटी बॉडीज बनी हैं तो आप एंटी बॉडीज टेस्ट में पॉजिटिव आ सकते हैं जोकि हमारा उद्देश्य है।

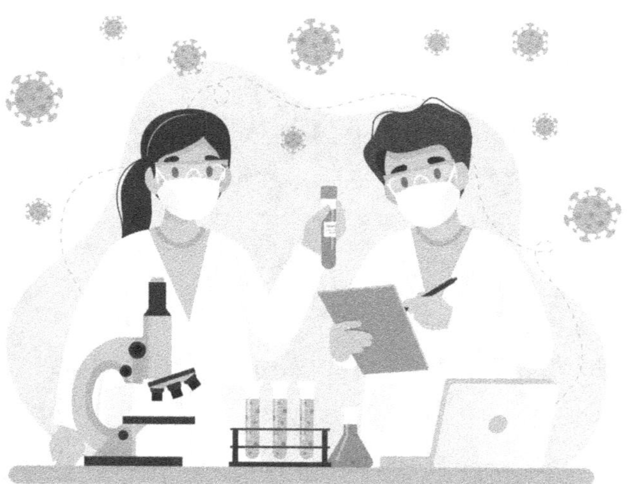

किसी ऐसे व्यक्ति के पास रहने से जिसने हाल ही में वैक्सीन लगवाई है, उससे महिला की मेंस्ट्रूअल साइकिल प्रभावित हो सकती है?

नहीं, वैक्सीन या किसी भी टीकाकृत व्यक्ति के पास जाने से आपके मासिक धर्म में परिवर्तन नहीं आता है। लेकिन स्ट्रेस, देर रात तक जागना, एक्टिव न रहना जैसी और बहुत सी खराब लाइफस्टाइल की आदतों के कारण आपके पीरियड्स लेट अवश्य हो सकते हैं।

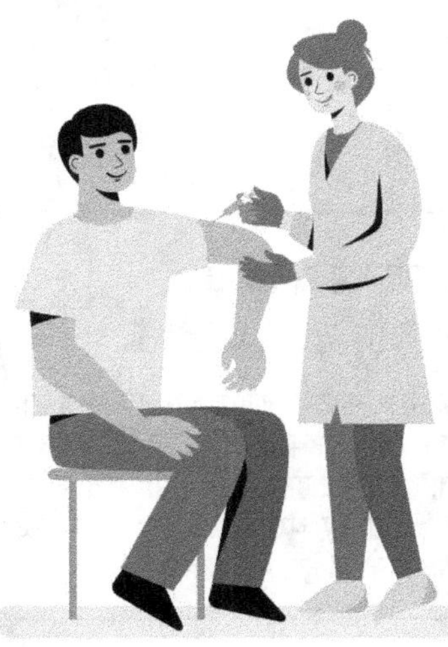

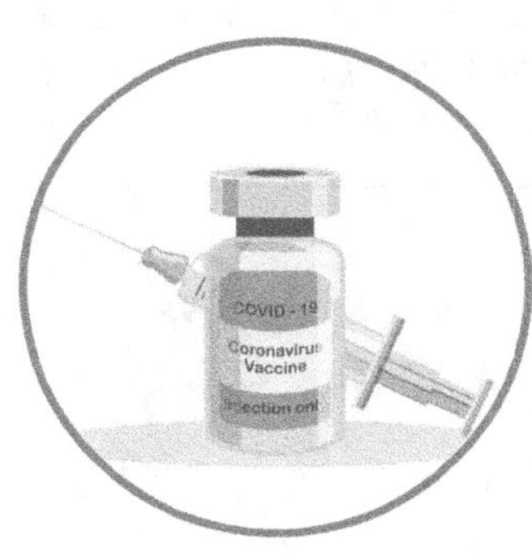

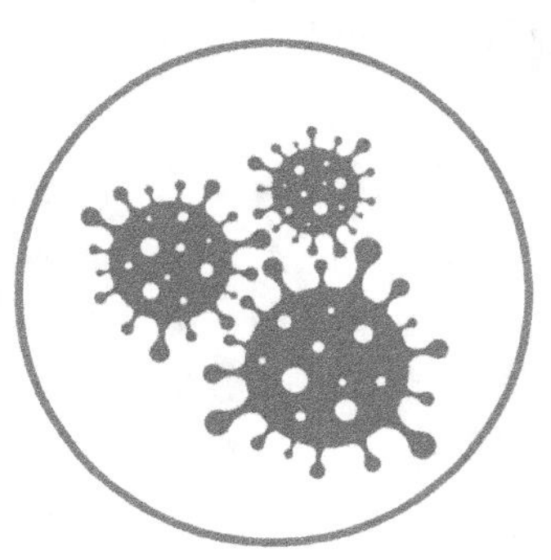

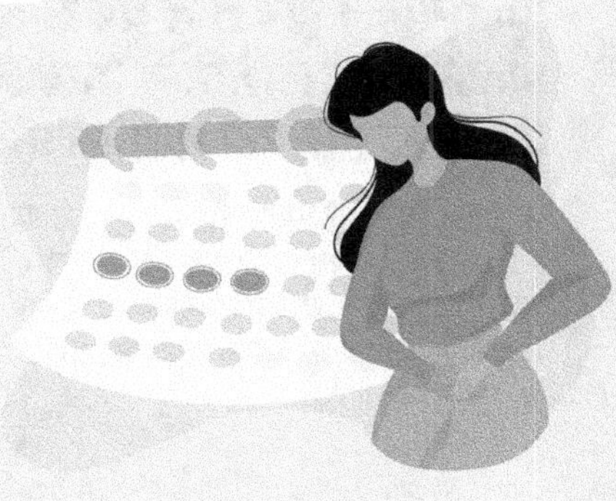

सच्ची बातें

अब डालिए नजर कोविड–19 संबंधित उन बातों पर जो बिल्कुल सच हैं जिन को जानना आपके लिए बहुत जरूरी है।

मक्खियों के द्वारा कोविड नहीं फैलता है

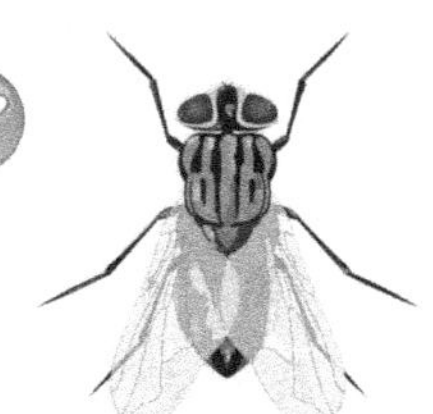

आज तक ऐसा कोई प्रमाण नहीं है जो यह बताता है कि कोविड मक्खियों से भी फैल सकता है। यह केवल किसी संक्रमित व्यक्ति के बोलने, छींकने या खांसने के दौरान उत्पन्न हुई ड्रॉपलेट के कारण फैलता है।

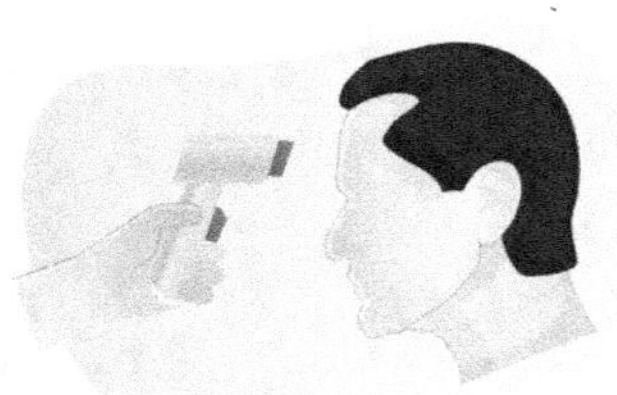

थर्मल स्कैनर कोविड डिटेक्ट नहीं कर सकता है

थर्मल स्कैनर से केवल जिन्हें बुखार है उनका पता चल सकता है लेकिन यह कोविड को डिटेक्ट नहीं कर सकता है। बुखार होने के और भी बहुत कारण हो सकते हैं इसलिए बुखार होने पर या तो टेस्ट करवाएं या अपने डॉक्टर को दिखाएं।

क्लिनिकल ट्रायल ने यह साबित किया है कि हाइड्रोक्सी क्लोरोक्विन आपको कोविड से होने वाली मृत्यु से नहीं बचा सकती

आज तक ऐसा कोई प्रमाण नहीं है जो यह बताता है कि कोविड मक्खियों से भी फैल सकता है। यह केवल किसी संक्रमित व्यक्ति के बोलने, छींकने या खांसने के दौरान उत्पन्न हुई ड्रॉपलेट के कारण फैलता है।

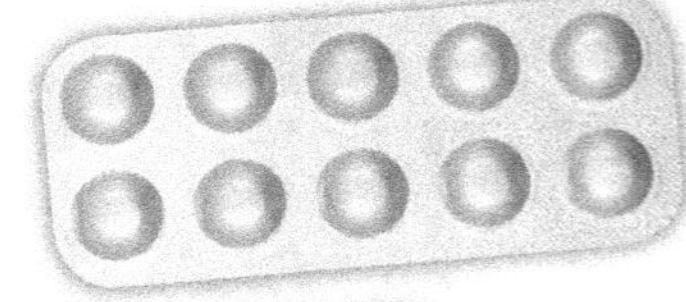

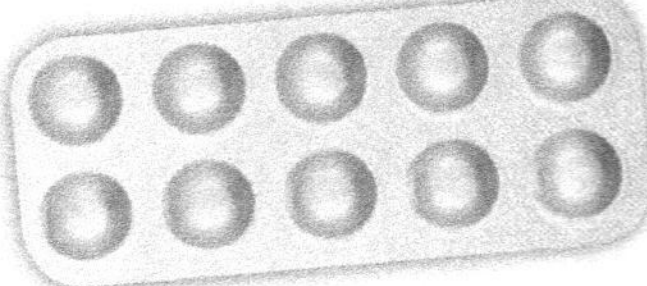

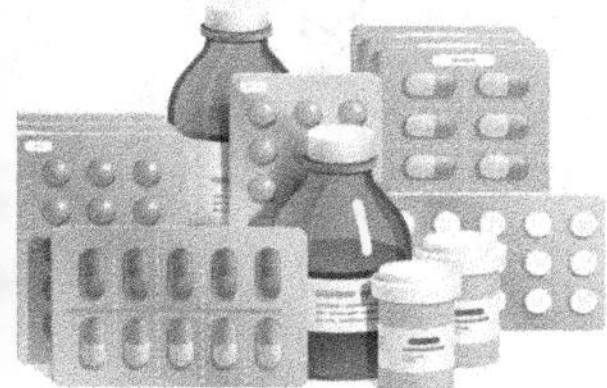

विटामिन और मिनरल सप्लीमेंट से कोविड ठीक नहीं हो सकता

विटामिन डी, सी और जिंक के सप्लीमेंट आपकी इम्यूनिटी को बढ़ाने और आपकी अच्छी सेहत रखने में बहुत मदद कर सकते हैं। लेकिन अभी तक ऐसी कोई गाइडलाइन नहीं है, जो यह बता सके कि यह सब सप्लीमेंट आपको कोविड से भी ठीक कर सकते हैं।

एक्सरसाइज करने के दौरान आपको मास्क का प्रयोग नहीं करना चाहिए

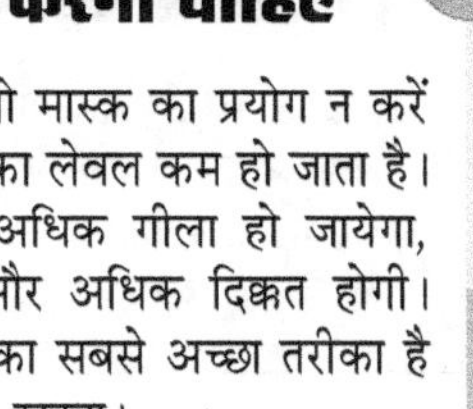

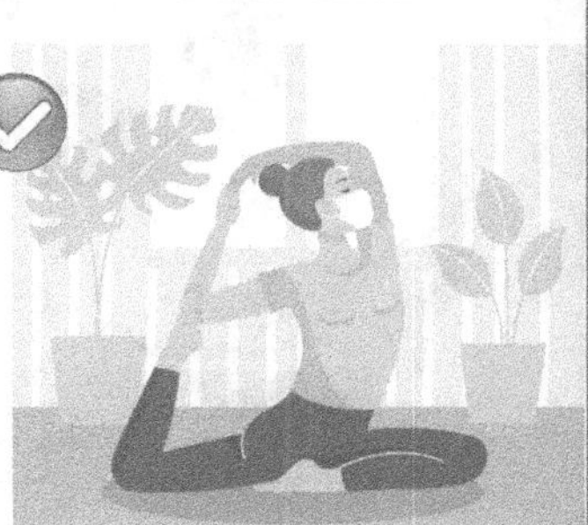

जब आप एक्सरसाइज करते हैं तो मास्क का प्रयोग न करें क्योंकि इससे आपका सांस लेने का लेवल कम हो जाता है। पसीने से आपका मास्क और अधिक गीला हो जायेगा, जिससे आपको सांस लेने में और अधिक दिक्कत होगी। एक्सरसाइज करते समय बचाव का सबसे अच्छा तरीका है एक दूसरे से उचित दूरी बना कर रखना।

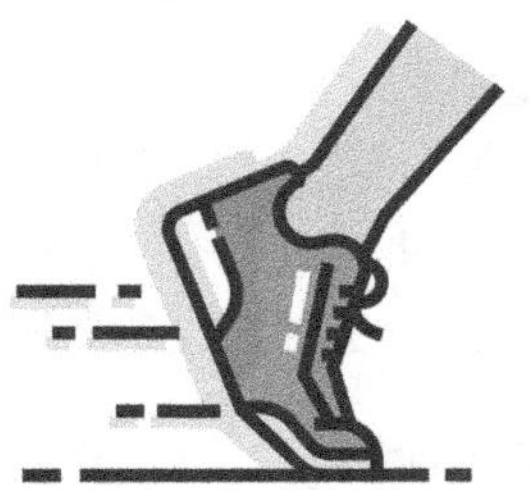

जूतों द्वारा कोविड फैलने के बहुत कम चांस हैं

जूतों के द्वारा कोविड फैलने की संभावना बहुत ही कम है। लेकिन अगर आपके घर में बच्चे हैं जो नीचे लेटे रहते हैं या जमीन पर खेलते हैं तो जूतों को घर के बाहर ही निकाल दें। इससे आपके घर में गंदगी भी आने से बचेगी।

यह बीमारी एक वायरस द्वारा फैलती हैं न कि एक बैक्टीरिया द्वारा

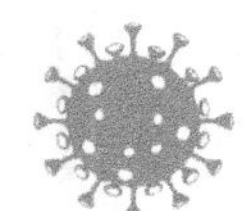

जो वायरस कोविड फैलाता है वह कोरोना विरेडे परिवार से संबंध रखता है। एंटी बायोटिक्स वायरस को मारने में सहायक नहीं होती हैं। कुछ लोग जिन्हें कोविड हो जाता है वह बैक्टेरियल इंफेक्शन द्वारा भी बीमार हो सकते हैं। इस केस में आपको एंटी बायोटिक दी जा सकती है। कोविड–19 के केस में अभी तक किसी प्रकार की दवाई नहीं बनाई गई है।

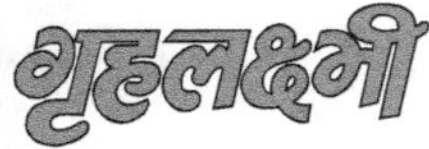

अधिकतर लोग जिन्हें कोविड होता है वह रिकवर हो जाते हैं

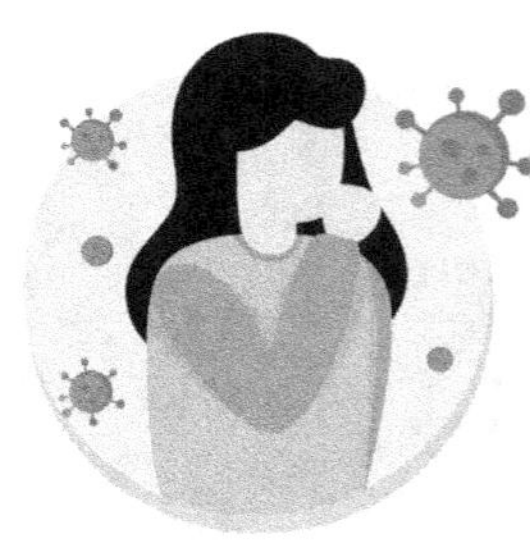

ज्यादातर लोग जिन्हें केवल कम लक्षण होते हैं वह ठीक हो जाते हैं। अगर आपको बुखार या सांस लेने में तकलीफ हो रही है तो मेडिकल मदद लें। अगर आपको बुखार है और आप किसी मलेरिया या डेंगू प्रभावित क्षेत्र में रहते हैं तो तुरंत डॉक्टर के पास जाएं।

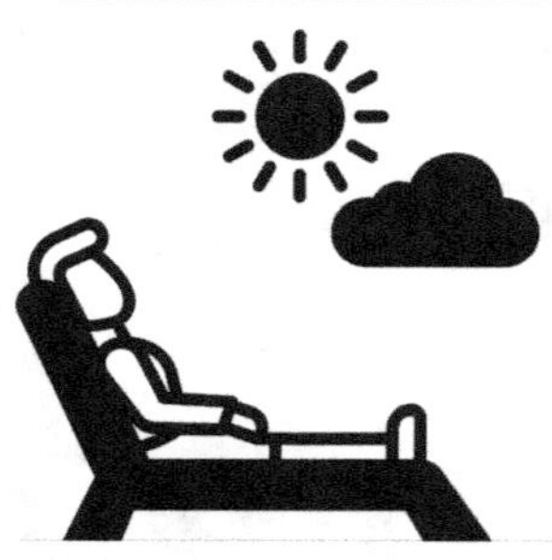

खुद को सूर्य या अधिक तापमान में रखने से आप कोविड से नहीं बच सकते हैं

चाहे आप कितने ही गर्म या ठंडा तापमान में रह लें, अगर आप बचाव के नियमों का पालन नहीं करेंगे तो आपको कोविड हो सकता है और बहुत से ऐसे देशों में भी यह फैल रहा है जहां का तापमान बहुत अधिक रहता है।

ठंडा मौसम या बर्फ कोविड को खत्म नहीं कर सकते

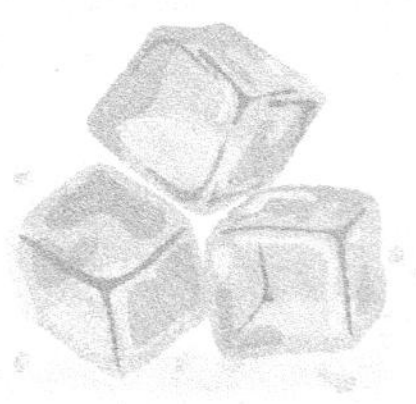

यह जरूरी नहीं है कि अगर आपके यहां का वातावरण ठंडा है तो आप कोविड से सुरक्षित हैं। हमारे शरीर का तापमान ठंड के मौसम में भी 36 से 37 डिग्री रहता है।

मच्छर के काटने से कोविड नहीं हो सकता है

इस बात का कोई प्रमाण नहीं है कि यह वायरस मच्छर के काटने से फैलता है। यह केवल संक्रमित लोगों की ड्रॉपलेट के द्वारा फैलता है।

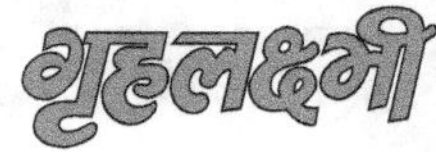

पूरी तरह सही नहीं

अब बात करते हैं उन बातों की जो पूरी तरह से सच नहीं है। उन बातों में आधी बात सही है और आधी बात गलत–

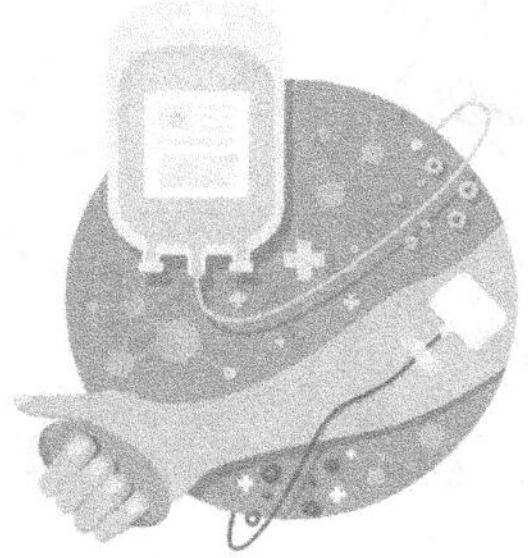

प्लाज्मा का इलाज पूरी तरह से फायदेमंद है

प्लेसिड रिकवरी और प्लेटिना ऐसे ट्रायल्स थे, जो साबित कर चुके हैं कि प्लाज्मा जैसा इलाज प्रभावी नहीं है। लेकिन अधिक रिस्क वाले लोगों को अगर बीमारी की शुरुआत में ही यह ट्रीटमेंट दिया जाए तो इसकी एंटी बॉडीज से उनको थोड़ा लाभ मिल सकता है। लेकिन जब मरीज अधिक गंभीर बीमार हो जाता है तो इसका प्रयोग करना व्यर्थ है।

स्टीरॉयड का प्रयोग इलाज में फायदेमंद है

एक रिकवरी ट्रायल के दौरान पता लगाया गया है कि अगर स्टेरॉइड्स को लो ऑक्सीजन लेवल मरीजों को दिया जाए तो वह जान बचा सकता है। लेकिन इसका प्रयोग केवल उन्हीं मरीजों पर करना चाहिए जिनकी हालत बहुत गंभीर है और जिनके ऑक्सीजन लेवल सच में कम है। अगर नॉर्मल ऑक्सीजन लेवल वाला मरीज इसका प्रयोग करता है तो उसकी हालत और बिगड़ सकती है। इसका रेगुलर प्रयोग तब तक नहीं करना चाहिए जब तक मरीज की ऑक्सीजन नियमित रूप से कम नहीं हो रही हो। यह जीवन बचाने में प्रभावी है लेकिन केवल तब जब इसका प्रयोग ध्यानपूर्वक किया जाए।

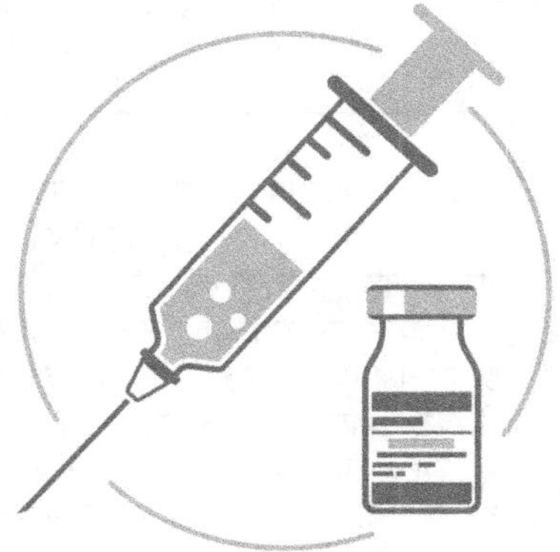

10 सैकंड के लिए बिना परेशानी के सांस रोक पाने का यह अर्थ नहीं है कि आप कोविड से मुक्त हैं

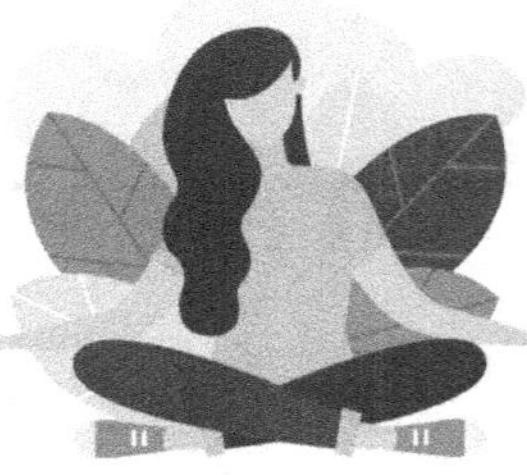

कोविड के सबसे मुख्य लक्षणों में खांसी, बुखार और थकावट है। कुछ लोगों को न्यूमोनिया भी हो सकता है। कोविड चेक करने का सबसे बढ़िया तरीका है कि आपको टेस्ट करवा लेना चाहिए।

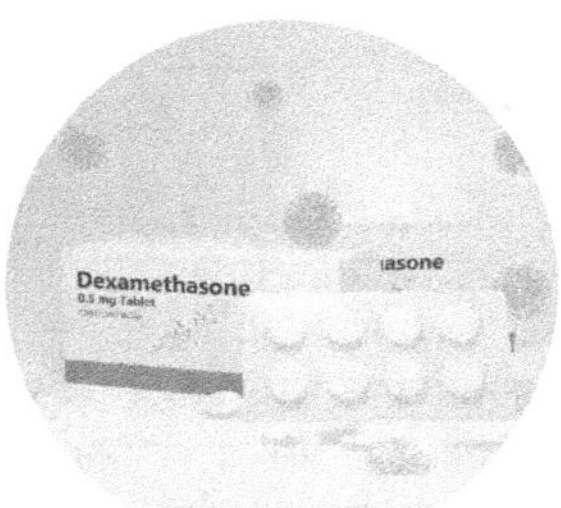

डिक्सामिथेसन से कोविड का मरीज ठीक हो सकता है

जी हां, इसको कई प्रकार से प्रयोग किया जा सकता है, जैसे– इसके प्रयोग से मृत्यु की संभावना में कमी आती है। जो लोग गंभीर हैं और वेंटीलेटर पर हैं, उन्हे लाभ कर सकती है। जिन्हें मॉडरेट बीमारी है और ऑक्सीजन की आवश्यकता है उनके लिए लाभदायक हो सकती है।

कोविड जिस देश में फैला हुआ है वहां के सामान के आयात-निर्यात द्वारा फैल सकता है

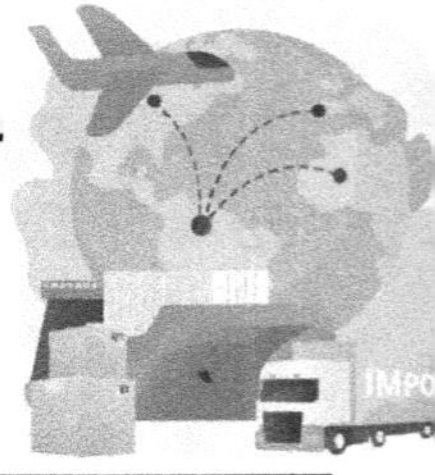

वैसे तो वायरस किसी सर्फेस पर लंबे समय तक रह सकता है लेकिन तापमान, अधिक समय के होने के कारण वायरस मर सकता है। इसके बावजूद भी सभी चीजों को डिस इनफैक्ट करना जरूरी है।

आजकल सोशल मीडिया या यूट्यूब पर बहुत से ऐसी बातें वायरल हो रही हैं, जो पूरी तरह से सच नहीं। अच्छा होगा यदि आप किसी भी बात या मेडिकेशन को फॉलो करने से पहले उस बात की तह तक जाएं। यही नहीं अगर आप कोविड पॉजिटिव हैं या आपके परिवार में अथवा आप किसी ऐसे व्यक्ति को जानते हैं जो संक्रमित है तो खुद से आपको किसी भी दवाई का प्रयोग नहीं करना चाहिए। चाहे वह कितनी ही प्रभावी क्यों न हो। भले ही आपने उसके बारे में किसी आर्टिकल या वीडियो में ही क्यों न सुना या पढ़ा हो। हो सकता है वह दवाई किसी स्पेशल स्थिति वाले मरीज के लिए ही लाभदायक हो और आपको उसके प्रयोग से और अधिक गंभीर स्थिति का सामना करना पड़ जाये। इसलिए केवल डॉक्टर से परामर्श लेकर ही किसी दवाई का सेवन करें अन्यथा नहीं। वरना परिणाम गंभीर हो सकते हैं।

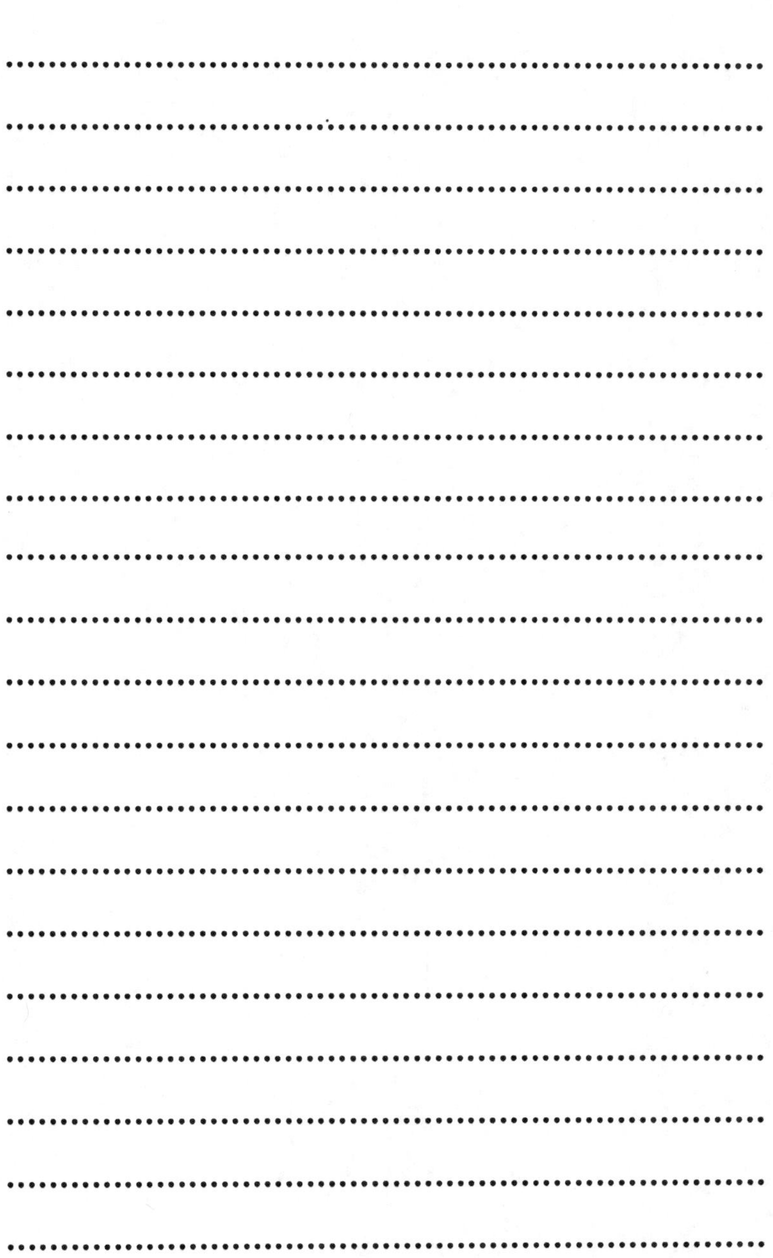

कोविड को लेकर बहुत से लोगों के पास जानकारी का अभाव है और इस कारण वह बहुत सी गलत या झूठी बातों पर विश्वास कर लेते हैं, जबकि उनके लिए ये बहुत हानिकारक भी हो सकता है। यही अफवाहें कुछ दवाइयों को लेकर भी फैलाई गई हैं, जिन्हें स्पष्ट करना बहुत आवश्यक है। तो क्या सच है क्या झूठ, जानें इस बुकलेट के माध्यम से।

घर पर रहें, सुरक्षित रहें

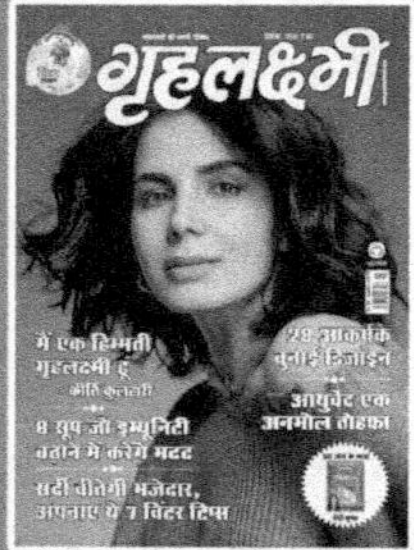

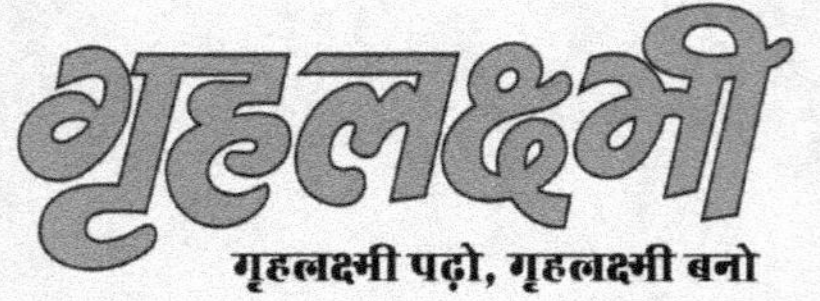